世界一簡単な驚きの健康法
マウステーピング

あいうべ協会 編
今井一彰・中島潤子 著

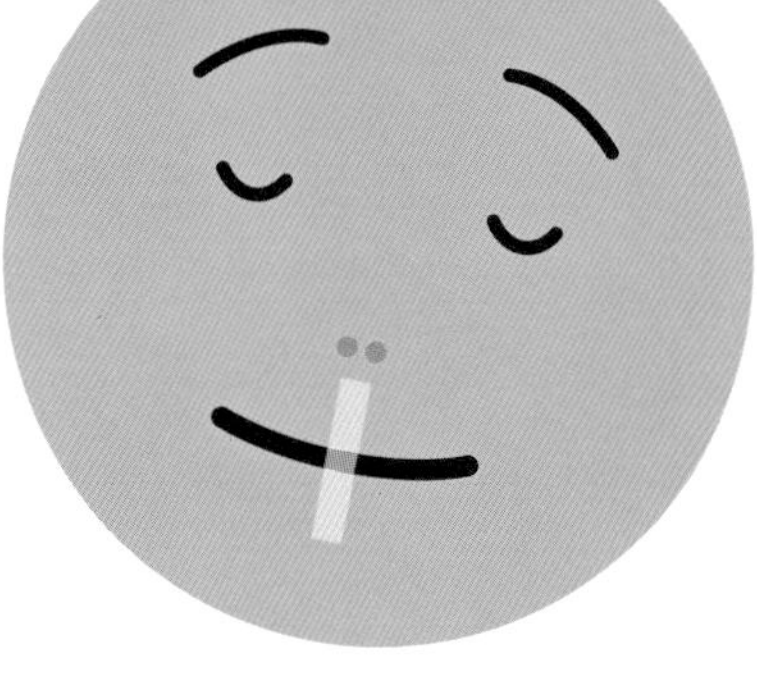

幻冬舎

こんな体調不良は
口呼吸が原因
かもしれない!?

寝つきが悪い

いびきをかく

起きたとき、喉がイガイガする

口臭がある

朝起きたら、だるい

体温が低い

倦怠感がある

食べ物が飲み込みづらい

便秘が続く

疲れが取れない

唾液がねばつく

歯肉が腫れやすい

歯にすぐ着色する

気力がない

この症状が改善しないのも口呼吸が原因かも!?

アトピー性皮膚炎
花粉症
喘息
睡眠時無呼吸症候群
リウマチ
高血圧
口内炎
虫歯
歯周病
歯肉炎
過敏性腸症候群
掌蹠膿疱症
かゆみ
糖尿病
頭痛
湿疹
不整脈
夜間頻尿
うつ病・パニック障害
風邪・インフルエンザ
副鼻腔炎（蓄膿症）・後鼻漏
肩こり・首こり
ドライマウス
口唇閉鎖不全症

寝ているときに喉が渇きやすい

寝覚めがすっきりしない

眠気が取れない

口をポカンと開けている

日中、睡魔に襲われる

風邪を引きやすい

鼻が詰まりやすい

集中力が続かない

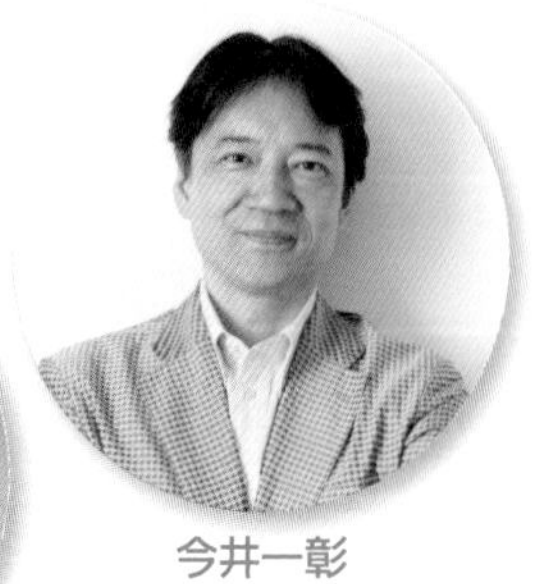
今井一彰
(みらいクリニック院長)

中島潤子
(なかじま歯科医院院長)

Contents

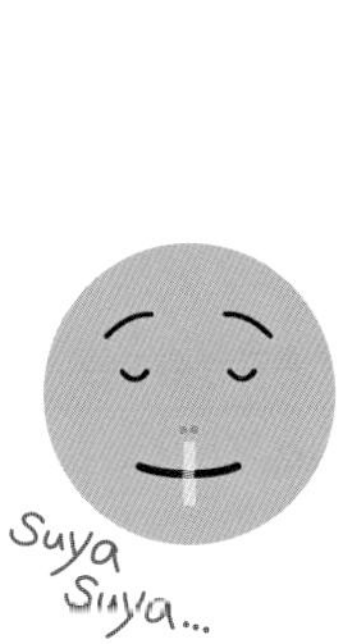

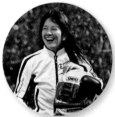

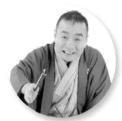

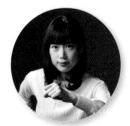

全身の不調とマウステーピングの不思議な関係

今井一彰（みらいクリニック院長）

医師から口にテーピングをすすめられたとしたら……

あなたは長年悩んでいる病気があって、それを改善しようと勇気をふりしぼって医師の診察を受けることにしました。そこで、「夜寝るときに口にテープを貼ってください」と医師から指導されたらどう思いますか。「この医師は何を考えているんだ。人が苦しんでいるのに関節じゃなくて、口にテーピング？　自分の口に貼ってしゃべりを止めたらどうか」と、ここまで思わなくても、内心呆れたり、この医師は大丈夫かと不安になったりしませんか。そう思うのも無理はありません。医師の私が当初そう思っていたのですから。これから世界一簡単で、突拍子もない健康法を伝えていきます。それが「マウステーピング」です。

いままで勉強してきた医療は何だったんだ？

寝るときの口とじテープつまりマウステーピングを〝処方〟し始めたときの衝撃は忘れられません。病人から発せられる〝におい〟に気がつき、そのにおいから「口呼吸」という私の医師人生を変えた言葉に出合いました。この言葉を伝えなければ医師として失格だ、日本中にこの言葉が伝わるように発信していくと強く心に決めました。外来診療では、「鼻呼吸」

の大切さを伝えるとともに、夜間はマウステープをして就寝するよう、指導しました。驚くことに、治療に難渋していたアトピー性皮膚炎や気管支喘息といったアレルギー性疾患の患者さんや、関節リウマチなどの自己免疫疾患、はたまたうつ病やパニック障害といった精神神経疾患の患者さんまでがどんどん改善していくではないですか。そんなにも、寝ているときに鼻で呼吸すること、その際に口を閉じておくことが大切なのか、と思い知らされました。

そして「医師国家試験に受かるため一生懸命に勉強し、医師になってからもがむしゃらに治療法を勉強してきたいままでの取り組みは何だったのか。このちっぽけなテープ1本に負けてしまうのか」と、外来診療で患者さんの笑顔を見るたびに唖然とするばかりでした。それと同時に人体の治る力の奥深さ、睡眠の大切さ、無意識の呼吸が人体に与える影響の大きさを改めて知ることになりました。

私はまだ駆け出しの医師ではありましたが、多くの人が全国から頼って受診してくるようになったのです。マウステープがあれば病気にならずに済むのではないか、治療よりも予防がより重要だとの思いを強くしました。ほとんどの人が病院で死を迎えますが、できることなら死の直前まで自分らしく生きていたいものです。老病死は避けられませんが、できることなら医療を受けることのない人生を送りたいものです。

マウステープが劇的な健康生活に変える

講演会で私がマウステープを貼った写真を披露すると、「え～?」という声があがります（写真）。これを見て〝なんだか苦しそう〟と思う人は、ふだんから口呼吸の癖がついているか、鼻疾患で悩んでい

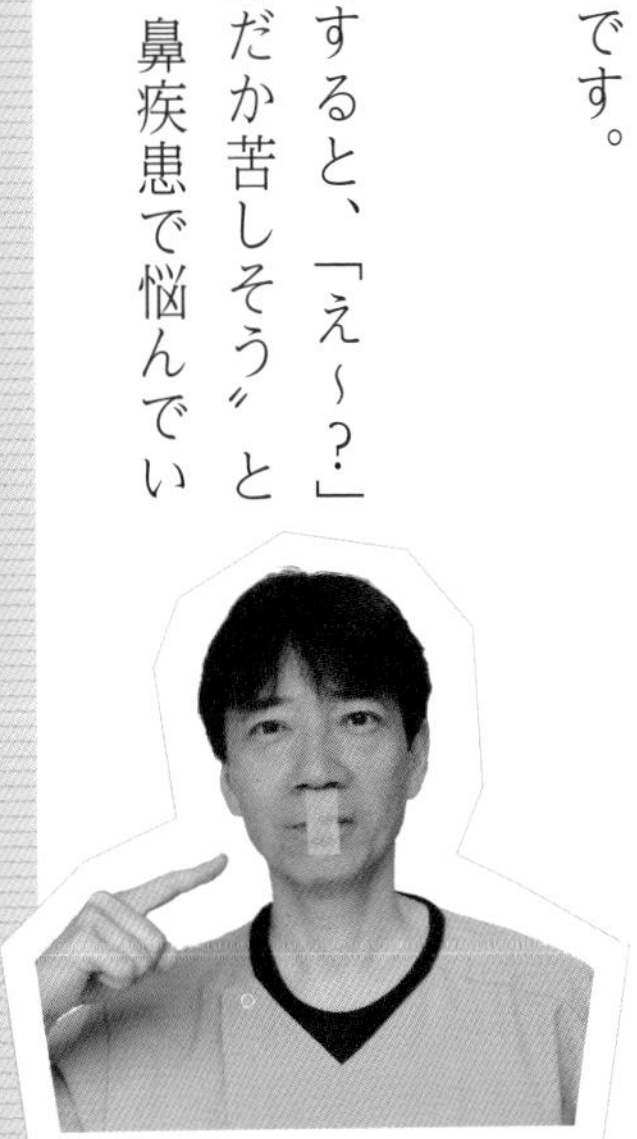

マウステープを貼った著者

る人です。体にとってつごうの悪い口呼吸は〝楽〟なのですから。手間をかけるという言葉がありますが、よい体をつくるには、やはり一手間かけなければならないのです。鼻呼吸は口呼吸と比べると気道抵抗が高いため、より多くの筋力を使わねばなりません。コロナ禍で出歩かなくなり、足腰の筋力が衰えたという人も多いでしょう。わざわざ筋力を保つためにエクササイズを心がける人は多くありません。呼吸も一度口呼吸の癖がつくと楽なため、鼻呼吸を〝きつい〟と感じがちです。新型コロナウイルスによる新しい生活様式で、常時マスクを強要されるような状態であれば、なおさら〝知らず知らず〟のうちに口呼吸になってしまっているはずです。

あいうべ協会、息育指導士について

本書は、私の20年にわたるマウステープに関する処方や医学的知見をまとめ、いろいろな疑問に答え、初めての人でも取り組みやすくすることを目指したものです。また日中起きているときも口を閉じておくことは大切です。そのための方法もお伝えします。マウステープによる〝予防医療〟が広がって元気な人が増えてほしいものです。

この本は、あいうべ協会という任意団体が主体となって発行にこぎつけました。ここで、あいうべ協会、そして息育《そくいく》指導士について説明をさせてください。「あいうべ体操」（68ページ参照）は口呼吸を鼻呼吸に変えていく口、顔の体操で、マウステープよりもあとの2005年頃から診療に取り入れました。これはひとえに鼻呼吸による病気の治癒の促進を目指したものです。当初は治療という観点からしか捉えることができませんでしたが、徐々に広まるにつれ、風邪を引かなくなった、便秘が治ったなどの体験談が増えました。極めつきは、小学校で取り入れたところインフルエンザの罹患《りかん》が減ったというものです。そこから治療から予防へという観点に立ち、あいうべ体操を啓発するようになりました。

あいうべ協会は2016年、あいうべ体操の普及のみならず、鼻呼吸を推進し、病気を予防していこうという趣旨で発足しました。一定の講義内容を学んだ方を息育指導士として認定し、あいうべ体操や鼻呼吸に関する講演、セミナー活動を行っており、医師、歯科医師などの医療職から、教員、スポーツトレーナーまで、さまざまな人材が在籍しています。この書籍に出てくるマウステープによるたくさんの改善例は、息育指導士から寄せられたものです。

新型コロナの時代だからこそマウステープを

いまの時代、朝起きたときに喉がヒリヒリとしたり、熱っぽかったりすると、「しまった、コロナか!!」とぎくり、ひやりとした覚えはないでしょうか。私にもあります。日々診療するなかで、だれが感染者なのか、いつ自分がウイルスを含んだ飛沫に曝露《ばくろ》しているかわからないわけです。風邪を自覚するのは多くの場合、起床時です。寝ているときに口が開いていると喉が乾燥し、免疫力が下がります。マスクをしていたとしても口が開いていれば乾燥を防ぐことはできず、口腔内の環境は悪化します。それを防ぐのがマウステープです。寝る前にテープを貼るだけという小さな習慣が、あなたのみならず家族にも好影響を与えます。

元気に健やかに新型コロナの時代を生き抜いていくためにも、マウステープは必須です。

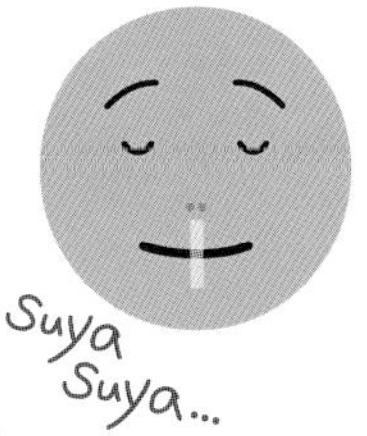

歯科医が驚いたマウステープの効果

中島潤子（なかじま歯科医院院長）

多くの人が気づかずに口呼吸をしている

「口呼吸は体によくない」といわれますが、「何が、どのようによくないのか」をご存じの方は少ないかもしれません。口呼吸は歯科医師国家試験に出ることがほとんどないので、歯学部でもその教育に時間が割かれることはあまりありません。

かくいう私も歯科医師でありながら口呼吸の弊害についての知識をあまり持っていませんでした。

息育指導士の資格を取り、口呼吸対策としての「あいうべ体操」「マウステープ」の効果を知ってから、私の診療は変わりました。歯科医師は患者さんの口の中を見ることができるので、口呼吸をしているかどうかを見極めることは容易でした。

そこで気がついたのは口呼吸をしている人が驚くほど多いということでした。そして自分が口呼吸をしていることに気がついていない人もとても多いのです。歯を磨いているのに歯肉が腫れやすい、歯石がつきやすく、歯に着色しやすい、虫歯ができやすい、口臭が気になる、口内炎ができやすい、舌に歯形がつく、口がネバネバして、朝起きると喉が痛い。こんな症状のある方は口呼吸をしているかもしれないのです。

あいうべ体操でインフルエンザが激減

あいうべ体操をすると、口のまわりの筋肉や舌が鍛えられて口呼吸が鼻呼吸に改善されていきます。あいうべ体操の効果は多数あるのですが、インフルエンザの予防効果もその一つです。私が学校歯科医をしている長野県松本市立会田中学校は、毎年インフルエンザで学級閉鎖を起こしていました。高校受験の時期に学級閉鎖が起こることもあり、保健の先生に働きかけて、朝、夕のホームルームの時間にあいうべ体操を取り入れてもらいました。結果的には、その年以降、インフルエンザにかかる生徒が激減して、学級閉鎖は一度も起こっていません。同じ市内の他校では学級閉鎖が繰り返されており、明らかに他校よりインフルエンザ罹患率が下がりました。また会田中学校では、歯肉炎や鼻炎の生徒が多かったのですが、これも減少しました。口呼吸が改善した結果でしょう。

300人以上の患者さんがマウステープを実践し、症状が改善

私の歯科医院では、患者さんにあいうべ体操と同時にマウステープもすすめています。マウステープはすぐに効果を実感できて、自分が口呼吸をしていることを自覚してもらえます。いま、300人以上の患者さんがマウステープを使っています。

マウステープを最初にすすめた患者さんは、毎年冬になると風邪とインフルエンザにフルコースでかかっていた方です。口が乾きやすく、疲れやすかったのですが、マウステープのおかげでこの4年間、まったく風邪やインフルエンザにかかっていません。それに加えて夜中にトイレに起きることなく朝まで熟睡でき、疲れが取れやすくなったそうです。

20年来の掌蹠膿疱症が8か月で改善

2番目の患者さんは40代男性の調理師さんで、20代の頃から手足に掌蹠膿《しょうせきのう》疱症《ほうしょう》が出ていました。喫煙もしていて、睡眠時無呼吸症候群もありました。口の中は歯周病が進みやすく、たびたび歯肉の急性炎症を繰り返していました。手の指の皮はむけ、あかぎれのような傷が多数あり、ぱっくりと開いていたのです。本人は深く考えていない様子でしたが、この手で調理をしていれば、いつかは食中毒を起こすのではないかと心配になり、マウステープをすすめてみたのです。掌蹠膿疱症は難治性の疾患で、長年苦しんでいる患者さんもいます。金属アレルギーが原因といわれることもありますが、喉の奥のリンパ腺が乾燥してアレルギーを起こす扁桃病巣感染症が原因のことが多いようです。この調理師さんも金（ゴールド）にアレルギー反応があったのですが、マウステープを使った結果、20年以上続いていた手足の症状が8か月で出なくなりました。私の歯科医院では、このほかにも3人の患者さんの掌蹠膿疱症が改善しています。

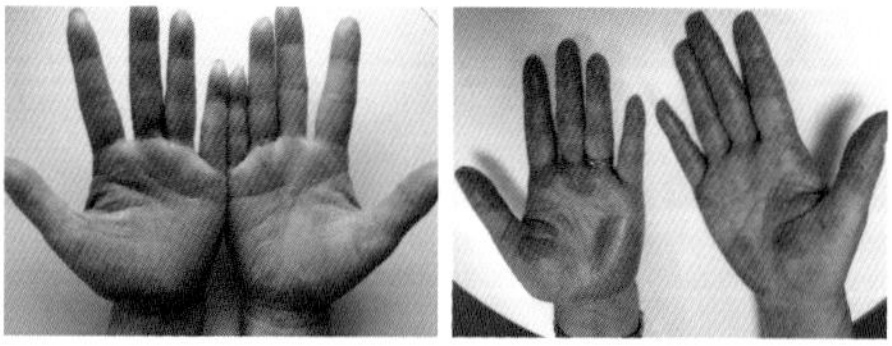

掌蹠膿疱症は難治性疾患ですが、右側の写真の症状が軽減されています

花粉症、アトピー性皮膚炎、睡眠時無呼吸症候群も

口の乾燥予防のためのマウステープの使用例が増えてくると、口の中だけでなく、ほかにもさまざまな全身の症状が改善することがわかりました。花粉症のある患者さんにマウステープをお使いいただくと、症状が軽くなり、なかにはまったく症状が出なくなる方も大勢います（95ページ参照）。物心ついたときには、すでに花粉症の症状があったという60代の男

性は、マウステープを始めて3か月で花粉症が出なくなり、「生まれて初めて花粉症のない春を過ごした」と喜んでいました（37ページ参照）。またアトピー性皮膚炎で、ステロイドを使っていても、繰り返し症状が出ていた小学校6年生の女の子は、マウステープとあいうべ体操を始めて1か月ほどで手の症状が改善しました（96ページ参照、13ページ写真参照）。睡眠時無呼吸症候群の方は、マウステープを使うことで、いびきをかかなくなったり、無呼吸の回数が減り、結果として血圧や不整脈が安定しています（85、１００ページ参照）。また過敏性腸症候群でお腹の不調が続いていた女性は、マウステープを使って3か月程度で症状が安定しました（１０３ページ参照）。

これは魔法のテープですね

ここまでお読みいただき、お気づきになられたでしょう。私は歯科医師ですが、マウステープをお使いいただくことで、風邪やインフルエンザを予防し、掌蹠膿疱症や花粉症、アトピー性皮膚炎や睡眠時無呼吸症候群の症状を改善させているのです。もちろんマウステープをおすすめするいちばんの目的は口の中の症状の安定ですが、口呼吸が原因で起こっている症状も同時に改善するので、患者さんからはとても喜ばれています。

マウステープのやり方はとても簡単で、だれがやっても同様の効果を得ることができます。歯科医師だからできるのではありません。難治性疾患の症状が改善した患者さんからは「先生、これは魔法のテープですね。これからも続けます」と喜ばれています。

アトピー性皮膚炎も改善

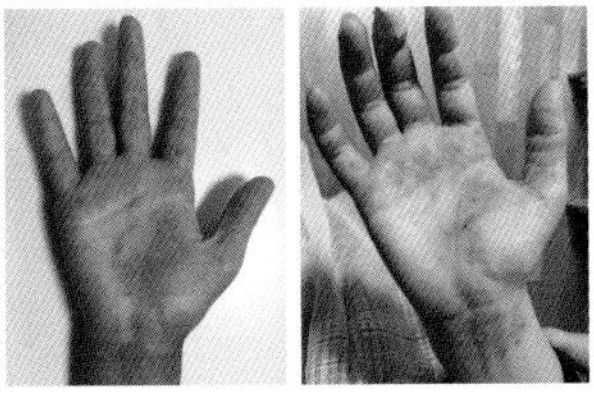

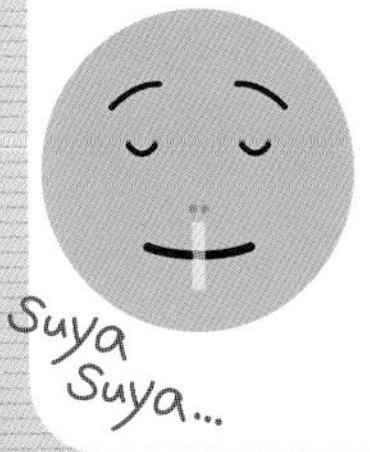

マウステープの貼り方はとっても簡単！

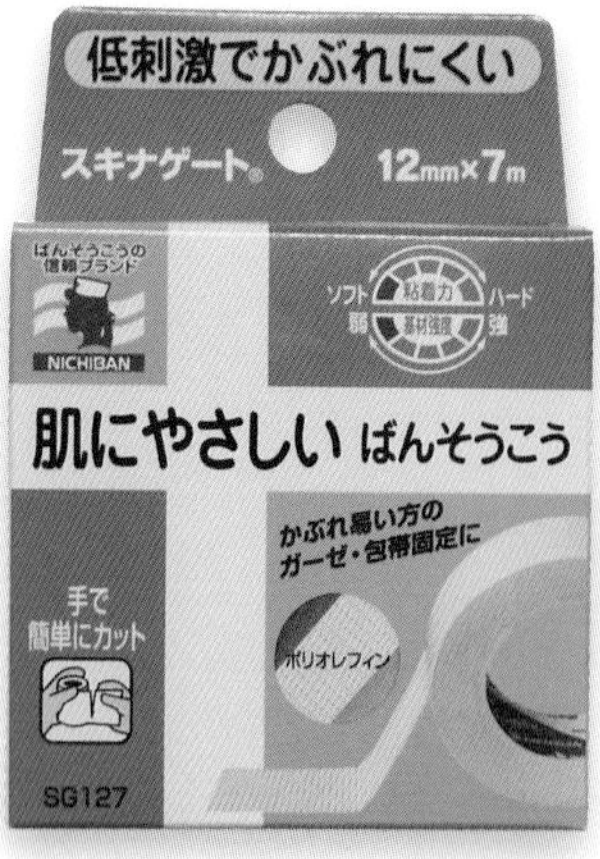

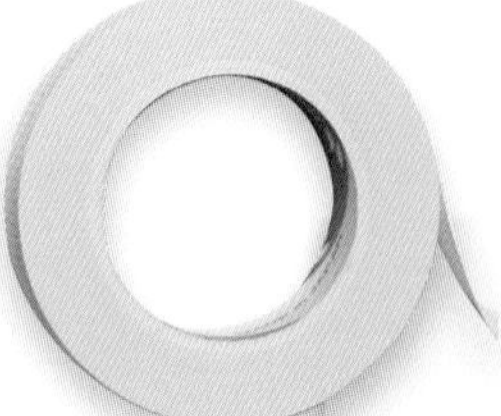

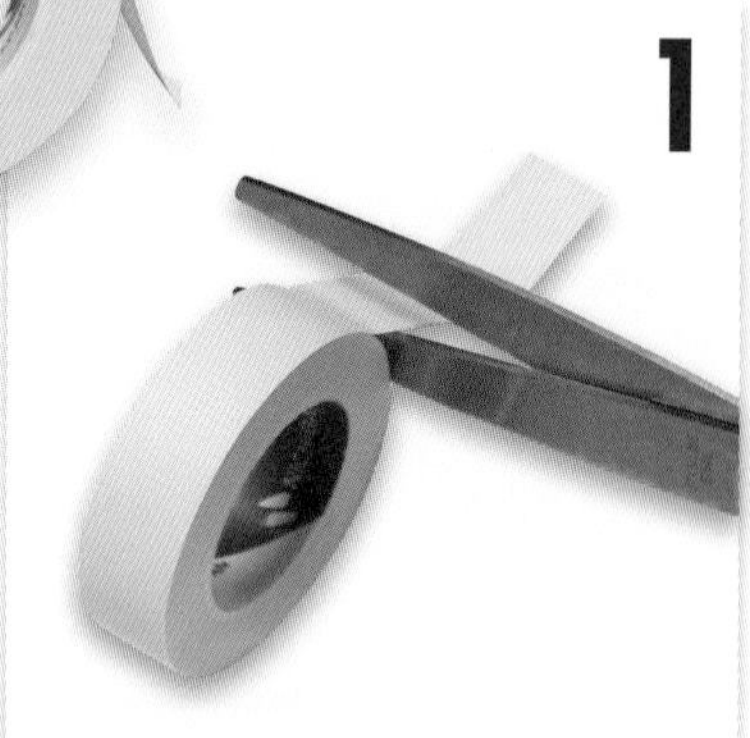

医療用のサージカルテープ(幅12ミリ)を５センチの長さに切る

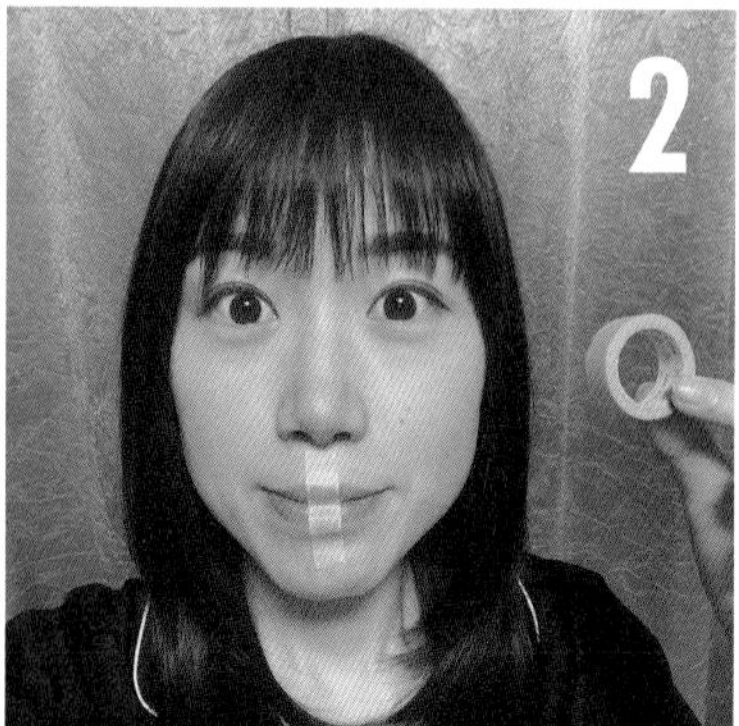

唇に縦に１本が基本だが、強くしたいときは間をあけて２本貼ったり、×印に貼ってもいい

※写真は愛用者の服部未佳さん(80ページ参照)

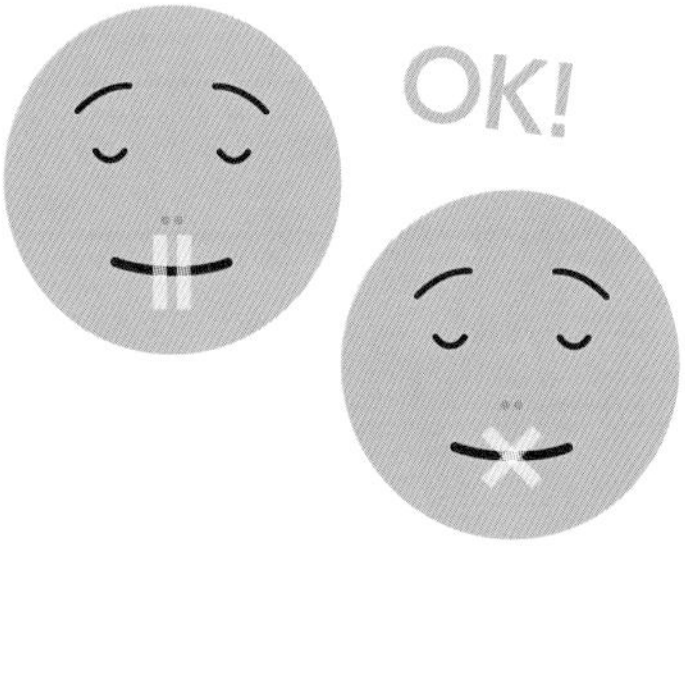

POINT

・きつく貼る必要はない。

・咳やくしゃみをしたときでも隙間から息が逃げるため安心。

こんなときはどうすればいいの？

マウステープQ&A

Q.息ができなくなりそうで怖い

A.息ができなくなることはないので安心してください。
まずは、起きているときに試してみてください。

Q.はがすときに痛いときは？

A.貼る前に手などに何回か貼って、粘着力を弱めてから貼ってください。

Q.肌が弱い人はどうすればいいか

A.5cmと3cmの長さに切ったテープを
中央部分で粘着面同士貼りつけ、
短いテープの表面を唇に当てて貼ってください。

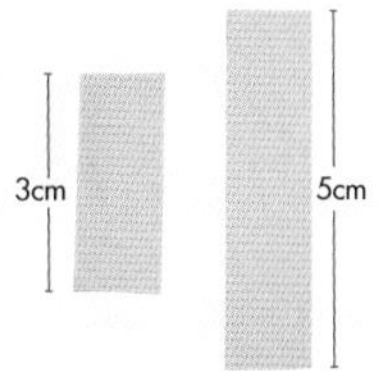

Q.子どもや高齢者は？

A.小学生以上でいびきや花粉症の症状が出たら、
始めてください。自分ではがせない方は使用しないでください。

Q.すぐにはがしてしまう！

A.最初は無意識にはがすこともありますが、少し違和感があるだけですから、
毎日続けると気にならなくなり、はがさなくなります。

Q.鼻が詰まっているのでできない

A.風邪を引いて鼻水が出ているとき以外、鼻はどちらかの穴が通っています。
鼻が詰まりやすい方でも、マウステープを続けると鼻が通りやすくなります。

Q.髭があって(乳液や化粧水で)、はがれやすい

A.テープを貼る部分は髭を剃りましょう(化粧水などはしっかり拭き取りましょう)。
剃ることができない人は「口マスク」を試してみて！

専用マウステープもあります

市販の専用テープは唇に当たる部分にのりがついていなかったり、はがしやすかったりなどのいろいろな工夫がなされています。

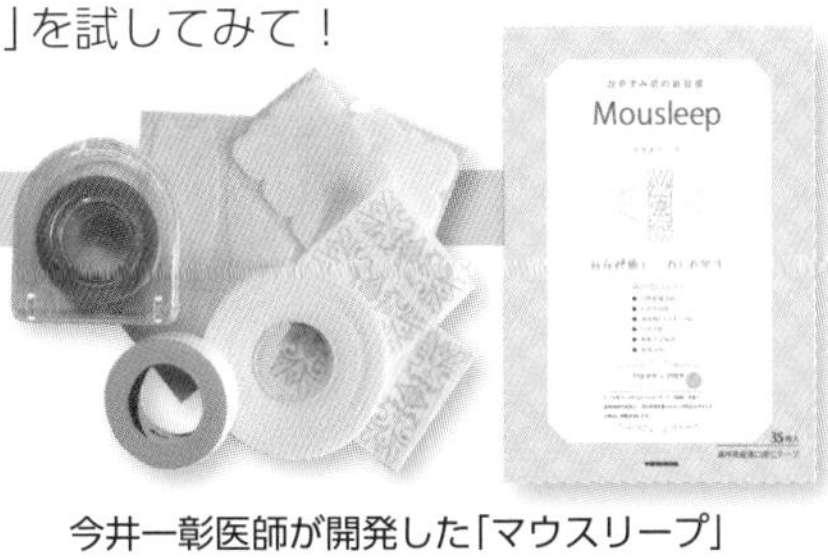

今井一彰医師が開発した「マウスリープ」

テープが苦手な人は口マスクを

マウステープほど
完全ではありませんが、
鼻をしっかり出して、
口開きを抑えることができるので、
マウステープを貼るのが怖い、
眠れなくなるのでは、と心配な人は
マスクから始めてもいいでしょう。

「おやすみのど楽マスク」
サイズ：「ふつう」と「ゆったり」
カラー：「ブルー」と「ピンク」

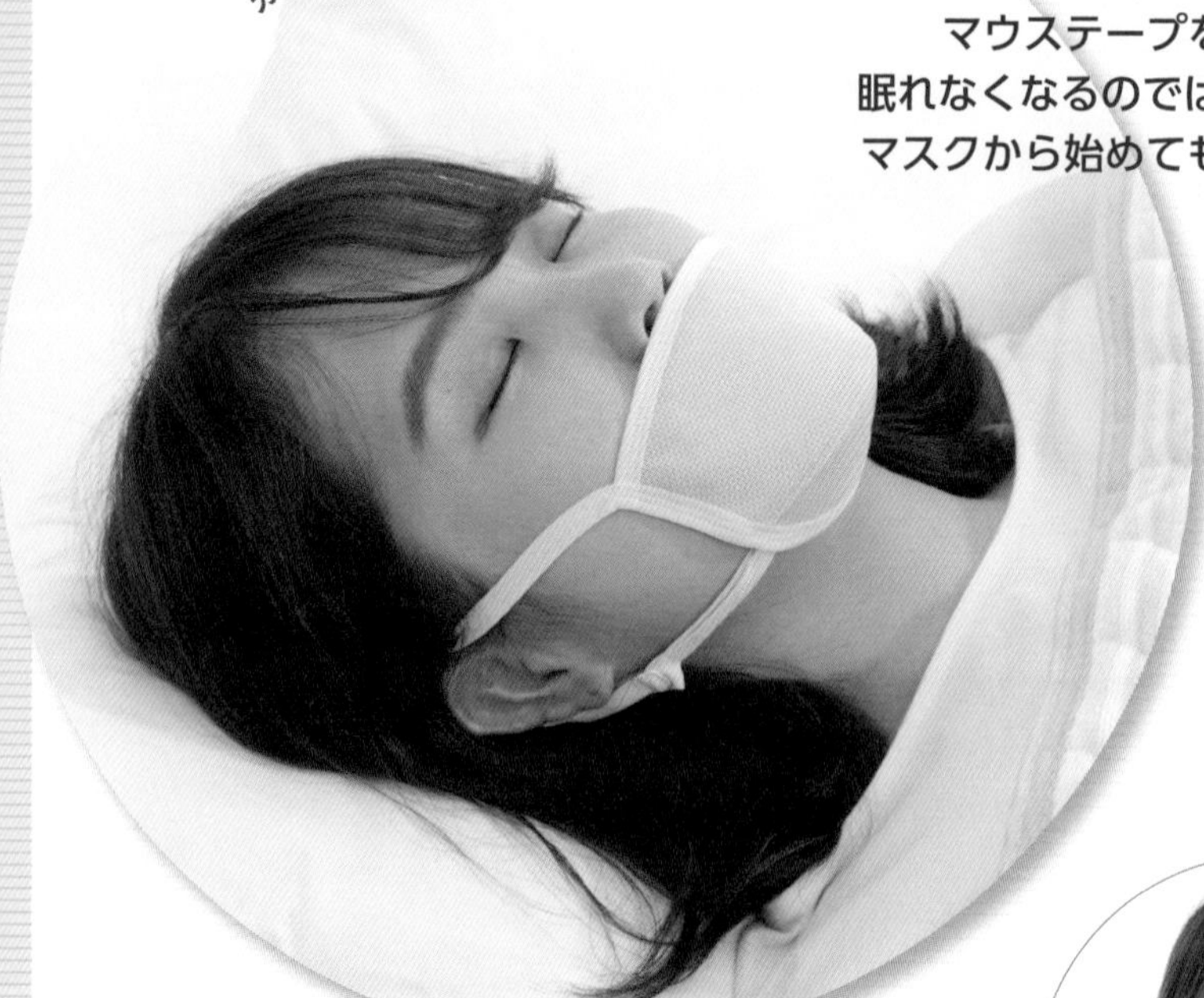

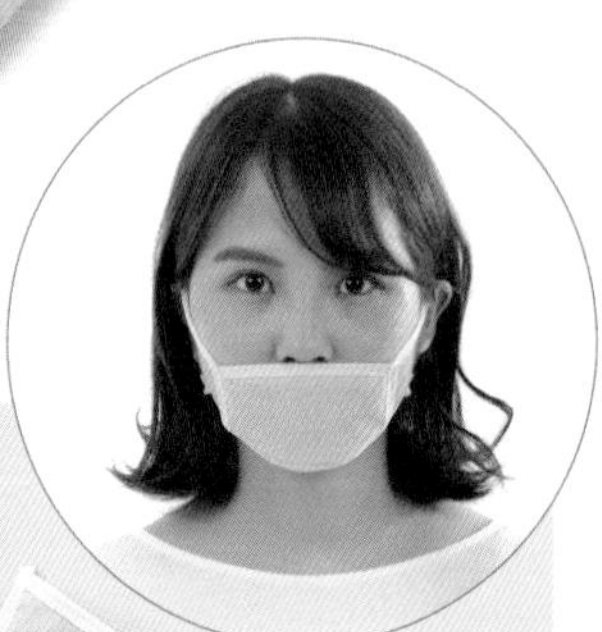

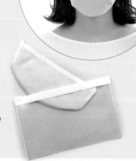

「おやすみのど楽マスク」の特徴

1. 何度でも洗濯ができて、
乾きやすいので毎日使える
2. 顎に引っかける（実用新案特許取得済）ので
顔にフィットする
3. 耳にもやさしい平ゴム仕様で調整も楽にできる
4. 高機能素材で消臭・抗菌効果あり

口呼吸のチェックをしてみませんか？

「私は口呼吸をしていない」というあなた！　下の項目に当てはまるものはありませんか？　意外と多いことに気がつきますよ。４個以上は要注意です！

口呼吸チェックリスト

□ ①朝起きると、口が乾いている。

□ ②朝起きると、喉がイガイガする、痰がからみやすい。

□ ③気がつくと、口を開けている。

□ ④いびきや歯ぎしりがある。

□ ⑤口内炎ができやすい。

□ ⑥歯に色や歯石がつきやすい。

□ ⑦歯肉が腫れやすい。

□ ⑧虫歯ができやすい。

□ ⑨舌の横に、歯形（歯のあと）がついている。

□ ⑩舌が上顎についていない。

□ ⑪鼻が詰まりやすい、鼻炎がある。

□ ⑫花粉症がある。

□ ⑬口の中がネバネバする。口臭がある。

□ ⑭唇が乾いている、唇が荒れやすい。

□ ⑮口を閉じたとき、あごに梅干しのような膨らみとシワができる。

□ ⑯食べるときに音を立てる。

□ ⑰おしゃべりが好き。

□ ⑱歌を歌ったり、管楽器を吹くのが趣味。

□ ⑲激しい運動をしている。

□ ⑳タバコを吸っている。

講演会でのパックンマックン

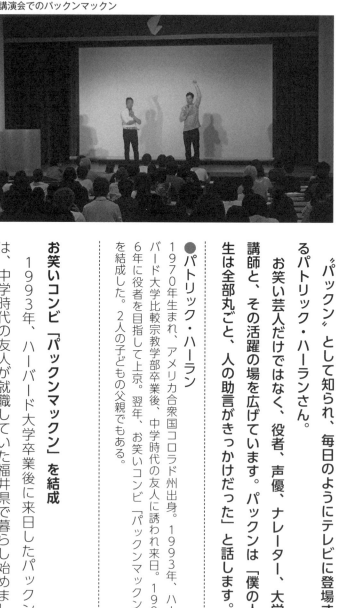

私もマウステープ愛用者①

マウステープを愛用して10年以上

パックン（タレント）

〝パックン〟として知られ、毎日のようにテレビに登場するパトリック・ハーランさん。

お笑い芸人だけではなく、役者、声優、ナレーター、大学講師と、その活躍の場を広げています。パックンは「僕の人生は全部丸ごと、人の助言がきっかけだった」と話します。

●パトリック・ハーラン

1970年生まれ、アメリカ合衆国コロラド州出身。1993年、ハーバード大学比較宗教学部卒業後、中学時代の友人に誘われ来日。1996年に役者を目指して上京。翌年、お笑いコンビ「パックンマックン」を結成した。2人の子どもの父親でもある。

お笑いコンビ「パックンマックン」を結成

1993年、ハーバード大学卒業後に来日したパックンは、中学時代の友人が就職していた福井県で暮らし始めました。役者を目指して英会話講師をしながら、アマチュア演劇集団「シベリア寒気団」（現・百年イラチカ）に所属し、地元ＦＭラジオのＤＪも務めていました。その頃、知り合った東京のディレクターから「役者になりたいなら東京に出てこい」と誘われ、１９９６年に上京します。東京でエキストラや声優をやっているときに知り合った知人から、「お笑い芸人をやれば話題になる」と相方であるマックンを紹介されました。友達として付き合い始め、浅草で落語や漫才を見ているうちに一緒にやってみようということになり、「パックンマックン」が誕生したのです。

始めるきっかけは大学の先生の助言だった！

パックンがマウステープを始めたのは、10年以上も前、あるテレビ番組がきっかけでした。番組のドライマウス特集で、パックンマックンはリポーターとして大学の研究室を訪ね、１分間にどのくらい唾液を出せるかというテストを受けました。パックンの唾液の量の少なさを見た先生から「あなたはドライマウスではないか」といわれ、「何か自覚症状はありますか」と聞かれました。思い当たったのが口内炎でした。「口内炎がいつもひどいんです」と話すと「夜寝ているときに口呼吸をしていて、口が乾燥してばい菌が増えているせいかもしれませんね」といわれ、マウステープをすすめられました。よいと思った助言には、すぐに従うパックンは、さっそく、夜寝るときのマウステープを始め、「それからは口内炎が奇跡的にできなくなったんです」といいます。マウステープを愛用して10年以上、最近はそれに加えて健康のためにお酒をひかえるようになったので、喉もずいぶん楽になったと笑います。

芸能界でも口内炎ができている人は多く、共演者の滑舌が悪いので聞いてみると「口内炎ができちゃって、今日は口が回ってないんです」といわれることがよくあるようです。そういうときにパックンは、「ああ、そうなんだ。僕もけっこう口内炎ができていたんですよ。でもマウステープをするとすぐに治るし、できなくなります」とマウステープをすすめています。いままでに10人以上の方にマウステープをすすめて喜ばれていると話してくれました。

コロナ禍で講演用の映像を制作するパックンマックン

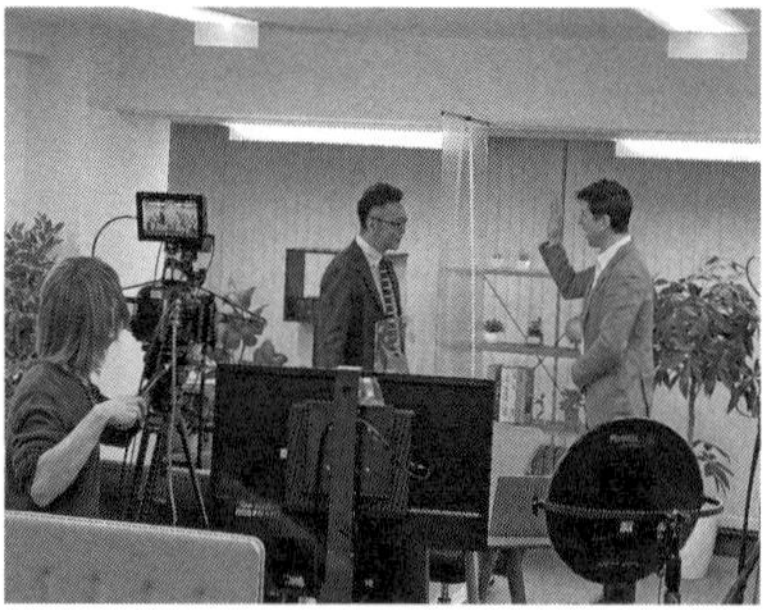

僕の人生の一部となった健康法

パックンの家ではパックンと子どもたちがマウステープを使っています。愛用しているのは、100円ショップで購入したテープです。1本で2、3か月はもつので、すごくコストパフォーマンスがいいとパックンは喜んでいます。子どもたちも口内炎がひどいときはマウステープを使うので、子どもたちの部屋にもテープを常備しています。

マウステープ以外のパックンの健康法は寝ること。ほぼ毎日6時間半くらい寝ており、マウステープのおかげで睡眠の質も上がっているとのことです。

アメリカに住むパックンのお母さんは、鼻が詰まり、蓄膿症（副鼻腔炎）があったので、5年ほど前から鼻うがいを実践。症状が改善したお母さんは鼻うがいを絶賛し、いまも続けています。今回の取材で、マウステープが鼻づまり対策にもいびき対策にもよいと知り、お母さんだけでなく、お父さんにもすすめると、パックンは喜んでいます。

マウステープを始める男性の方へ、パックンからアドバイスを1ついただきました。「男性の方は、夜テープを貼るときに、テープを貼る部分だけは髭を剃ってください」。そうしないと、寝ている間にテープがはがれてしまうとのことでした。

マウステープ親善大使として

2021年2月にはパックンの子ども時代からの人生が綴られた書籍『逆境力』（サンマーク出版）が出版され、CMに出演したり、報道番組のコメンテーターを務めるなど、多忙な毎日を送っているパックン。今回の取材について、「僕のマウステープの体験が皆さんの健康の役に立ち、ある意味、人助けになるのなら喜んで、と思って引き受けました」と話してくれました。

長く愛用し、「マウステープをしていなかった頃の人生を覚えていない」というパックン。「マウステープは僕の人生の一部になっています。これからは、マウステープ親善大使、マウステープ芸人として有名になるように努力します」といってくれました。

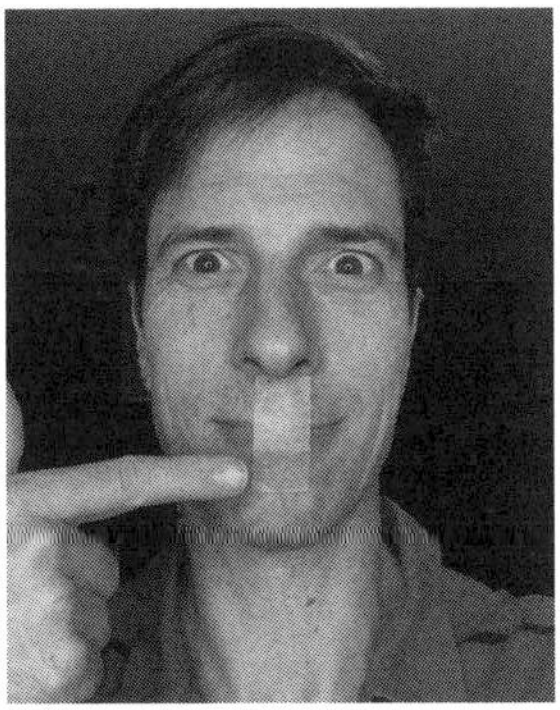

パックンはこのようにテープを貼って寝ます

自己防衛策としてのマスクの使い方

マスクと消毒薬でコロナと戦う

２０２０年４月の緊急事態宣言に始まった、日本における新型コロナウイルスとの本格的な戦い。戦いといっても、当初、私たちに与えられたのはマスクと消毒薬のみ。完全な防御もできないまま、手探りの日々を過ごさざるを得ませんでした。

皆さんもよくご存じでしょうが、新型コロナウイルスは空気感染、飛沫感染で拡散します。他人を感染させないため、自分が感染しないためにも、マスクは必需品です。もちろん、マスクさえしていれば完全に感染を免れるわけではありませんが、換気が行き届かない電車やエレベーター、密を感じる店舗など、人混みの中や対面で話をする場面ではマスク着用は最低限の条件です。

私は長年、口呼吸のリスクと鼻呼吸のメリットを、来院される方をはじめ数冊の著書で皆さんに伝えてきました。その際、マスクを使用することで口呼吸になる弊害についても話してきましたが、いまは非常事態、マスクをせざるを得ない状況です。

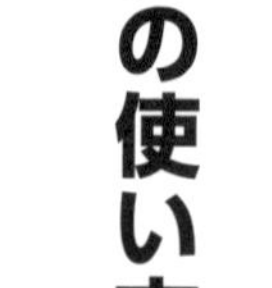

不織布製マスクをめりはりつけて使うことが大事

まず、私がすすめるマスクは、不織布製です。ウレタン製や布製などさまざまな素材のマスクが流通していますが、網目が細かく密閉性が高く、保温、保湿という点では不織布製に軍配が上がります。

ただし、密閉性が高いため、気温が高くなると蒸れやすく、熱がこもることで脳の温度が上がり、ぼーっとするなどの難点があります。とくに小さなお子さんや高齢者の場合は、自身の体調の変化が把握できないことで熱中症になってしまうリスクもあります。また、マスクの中で呼吸をすると、二酸化炭素の量が増える傾向にあります。マスクをしたまま激しい運動をすれば、二酸化炭素が大量に吐き出され、その二酸化炭素を自ら吸い込むことになります。吸い込む量が多ければ多いほど、体のだるさや頭痛、集中力の低下などを引き起こしたりもします。

そこで重要になるのは、めりはりのあるマスクの着用です。コロナ禍においてマスクをするいちばんの目的である「自分を守ることは、他人も守ること」ということを心に留めながら、正しいマスクの着脱を身につけましょう。

マスクをして口呼吸になると、はずしても口呼吸

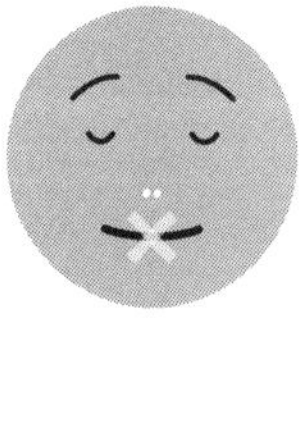

マスクをすると知らず知らずのうちに口呼吸になる

先日、電車の中でこんな女性を見かけました。彼女のマスクは顔にフィットするウレタン製で、マスクをしていても口が○の形になっているのがわかるほど。そう、口呼吸になっているのです。人は自分が鼻呼吸をしているのか、口呼吸をしているのかなど、意識はしていません。しかし、彼女のように極端ではなくても、日常的にマスクをしていると息苦しくなり、知らないうちに口呼吸になってしまいます。

コロナ禍になる前、マスクが必要になるのは風邪を引いたときや花粉症対策などの一時的な期間に限られていました。

それがコロナ禍で、常にマスクが必要になると、マスクの下で口呼吸をする人が増えてきました。さらにマスクをはずしたときにも、無意識に口をポカンと開けてしまう人が増えています。

マスクの着用は口呼吸を招き、鼻の機能を退化させるという弊害があります。口呼吸

をすると鼻は働く機会を失い、異物をブロックする機能が弱まってしまうのです。

マスクはフィルターの役割を果たし、ウイルスや花粉などをある程度ブロックしてくれますが、けっして完璧ではありません。そのうえ、マスクを外したときに口を無防備に開けていては、「ウイルスさん、いらっしゃい」といっているのも同じです。

こまめなマスクの着脱と顔の筋肉を使うこと

長時間のマスク着用は、皮膚と生地が接触する部分に湿疹が発生するなど、肌が荒れやすくなります。保湿機能があるので、ずっと湿っている状態になり、皮膚炎を起こしてしまうのです。これらを防ぐためには、マスクを立体的に着用する工夫が必要です。

また、マスクを着用すると口の中が乾くので、歯石がつきやすくなったり、虫歯を増やすということにもなります。顔の筋肉（表情筋など）が衰えてくることも問題です。

それは、マスク着用時に表情を気にしなくなっているからです。表情筋の衰えは、うつ状態などの感情変化や誤嚥《ごえん》につながることもあります。

そこで、大切になってくるのが、マスクをしていても鼻呼吸を意識すること、そして、こまめな水分補給や、マスクのこまめな着脱を心がけることです。

マウステープとマスクの併用が有効

マスクをするときもマウステープを

帰宅後にマスクをはずし、手を洗ったあとに洗面台の鏡に向かって〝ニッ〟と笑ってみてください。前歯にプラーク（歯垢）がついたり、歯肉が腫れたりしていませんか？　口呼吸になると口の中が乾燥し、また乾燥した空気が直接、歯の表面に当たるので、プラークがたまったり、歯石がつきやすくなるのです。

最近、皮膚炎と起床時の倦怠感が抜けないという10代の女の子がみらいクリニックを訪ねてきました。マスクをはずしてもらうと歯ぐきの腫れや唇の乾燥から、口呼吸だとすぐにわかりました。そこで、意識して鼻呼吸をするように伝え、様子をみてもらいました。しばらくすると、体調がよくなってきたという報告がありました。口呼吸が原因で体調不良を起こしていても、そのリスクを知らないと、なかなかよくなりません。

これまでマウステープは、就寝時に使用してもらっていました。しかし四六時中マスクが必要になったいま、マスク時に口呼吸をしない方法として、マウステープを貼る、もしくは不織布製のマスクの下に鼻を覆わない口マスクをつけることをすすめています。

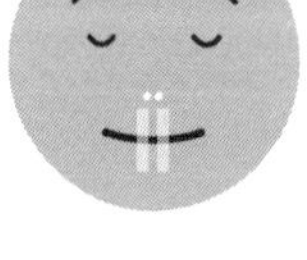

◆息育指導士レポート①――大友聡之さん（青森県・歯科医師）

親子でマウステープをスタート

Aさん（女性、40代の看護師）の体験談です。彼女の息子さんは、3歳の頃から当歯科医院に通っているのですが、当初から口がポカンと開き気味でした。小児科の先生からも、「扁桃腺が大きく風邪を引くと腫れて熱や痛みが出やすい」といわれていました。なんとか鼻呼吸をさせようと工夫してみたのですが、効果はいまひとつだったそうです。小学生になったあるとき、口にテープを貼って寝てみてとアドバイス。息子さんが「面白いから、やってみる」といって、親子での実践となりました。

息子さんは「朝起きたときに喉がイガイガしないからいい」といい、それ以来、毎日実行しました。数か月後、息子さんは風邪で病院にかかることがなくなり、喘息もアレルギーもあったのに定期的な通院だけで済んでいます。Aさんも、風邪のときでもテープを貼ったほうが息苦しさもなく喉の痛みも楽だといいます。息子さんの小学校の授業参観に出て、「口を閉じて勉強している姿を見てニンマリした」と話してくれました。

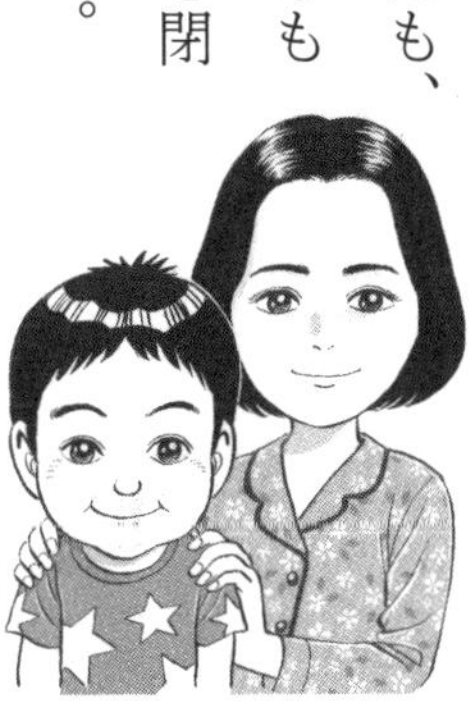

いびきは健康上のリスクあり

放っておいてはいけない〝いびき〟

家族から指摘されて、初めて自覚するのが、いびきや歯ぎしりではないでしょうか。寝ているときに口呼吸をしていると、いびきや歯ぎしりをしやすくなります。いびきは、一緒に寝ている家族にとっては大迷惑で、苦痛でしかありませんが、本人にとっても健康上の大きなリスクになっています。

舌や喉の筋力が弱くなったり、肥満傾向になると、いびきをかきやすくなります。ふだんあなたの舌の先は、上顎（口蓋）、下の歯の裏、下の歯肉のうち、どこについていますか。もし上顎についていなければ、舌の筋力が弱いということになります。

また、下の歯の裏や下の歯肉に舌の先がついていると「低位舌」（41ページ参照）といわれ、寝ているときにも口呼吸を引き起こしやすくなります。

睡眠時の舌は緊張が緩み、重力が加わることで喉の奥のほうに落ち込みます。すると気道が舌によって狭くなり、呼吸が苦しくなります。この息苦しさを解消しようと口を

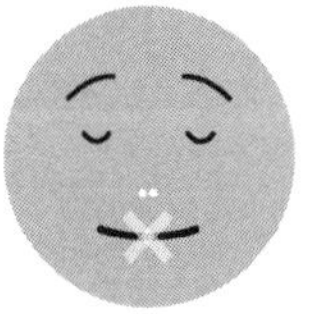

開けて息をするため口呼吸となり、いびきを発生させます。つまり、いびきは舌が落ち込み、狭くなった気道で口から息を吸ったり吐いたりすることで起こる現象なのです。いびきをかくと酸素の摂取能力が弱まり、脳に十分な酸素が行かなくなるため、睡眠がきちんととれなくなります。この状態が夜間頻尿にもつながることがわかっています。

口呼吸は歯を溶かす原因にもなる

睡眠時の口呼吸に関して研究の一例を紹介しましょう。例えば、こんな実験がありました。ノーズクリップで鼻呼吸を止めて無理やり口呼吸の状態をつくり、口の中のｐＨ（ペーハー）値を測るというものです。その結果、口呼吸をしていない人はｐＨ７（中性）を保ちますが、口呼吸をしている人はｐＨが平均６・６で酸性に傾きます。なかには、歯が溶けるほどの低数値であるｐＨ３・６になった人もいました。口呼吸睡眠による口の中の酸性化、これも睡眠中に口を開けていびきをかくときの大きなリスクといえます。

しかし、何より注目されているのが、狭くなった気道が一時的に閉鎖し、無呼吸の状態となる睡眠時無呼吸症候群です。

睡眠時無呼吸症候群から命を守る

重症になると1時間に30回以上無呼吸となる

睡眠時無呼吸症候群とは、寝ている間に呼吸が止まったり（無呼吸）、呼吸が浅くなったり（低呼吸）する病気のことをいいます。自覚症状が出にくく、睡眠中に低酸素になるため、昼間の眠気やだるさが起こるだけでなく、高血圧や不整脈などの循環器系の病気を引き起こすこともあります。薬や神経の病気などが原因で起こる中枢型睡眠時無呼吸症候群もありますが、一般的に睡眠時無呼吸症候群は口呼吸や加齢、肥満、アルコールなどで上気道（鼻咽頭、咽頭、喉頭など）が狭くなることなどから起こる、閉塞型睡眠時無呼吸症候群のことをいいます。1時間に、10秒以上の無呼吸や低呼吸が5回以上みられると睡眠時無呼吸症候群と診断され、40回以上になるとＣＰＡＰ（シーパップ、持続陽圧呼吸療法：器械を使って、鼻や口から空気を送り込む治療）が必要になります。

深い眠りのときには尿を出さないようにする抗利尿ホルモンが分泌されますが、睡眠時無呼吸症候群があると眠りが浅くなり抗利尿ホルモンが分泌されず、夜中に何度もト

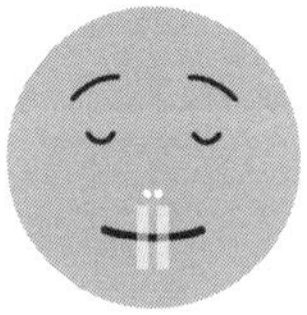

イレに起きる夜間頻尿になります。

集中力が低下し疲労感が抜けない

睡眠時無呼吸症候群の人の70%が肥満体といわれます。肥満で首まわりに脂肪が多いと、寝ているときに気道がふさがりやすくなります。また逆に、いびきや睡眠時無呼吸症候群があると太りやすくなります。これは睡眠が浅くなると、満腹ホルモンのレプチンが減少し、空腹感を高めるグレリンが多く出るからです。とくに炭水化物に対する食欲が増し、体重が増加。それによって、さらに症状は悪化するという負のスパイラルに陥ってしまいます。

また睡眠時無呼吸症候群は、集中力が低下する、疲労感が抜けないなど、心身にさまざまな悪影響を与えます。運転中に突然睡魔に襲われ、交通事故を起こしてしまうケースもあるため、その対処法として、私は患者さんに睡眠時のマウステープをすすめています。

マウステープで口を閉じると、下顎が上がり同時に舌も持ち上がるので気道がふさがりにくくなり、いびきや無呼吸状態を軽減させることができます。

うつぶせ寝はポカン口の危険性

ヒトは仰向けに寝るのが基本

舌の筋力の衰えによって、睡眠時に口呼吸になってしまうことは前述しました。また、寝ている姿勢によっては口呼吸がさらに助長されます。その代表的な寝姿が「うつぶせ」です。人間は寝返りも必要ですが、本来、仰向けに寝るのが基本なのです。

かつて、うつぶせ寝健康法というものが一世を風靡《ふうび》したことがありました。四肢動物は本来みなうつぶせで寝ているから、人間もその姿勢が正しいというものでした。例えば、犬がふせる姿を思い出してみてください。両前足を伸ばした間に顎を置いていますが、鼻先は正面を向いています。四足歩行の動物にとっては、これは自然な寝方です。しかし二足歩行に進化した人間は、犬とは首のつき方が違います。うつぶせに寝ると顔が真下に向き、鼻腔が押さえられてしまい、鼻で息をするのが難しくなります。息苦しくなると人はその状況を回避しようと、顔を横に向けるなどします。しかしこれでは顔の一部が圧迫されることになるため、口が開き、口呼吸となってしまうのです。

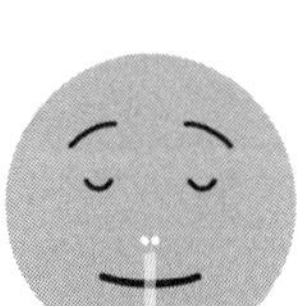

睡眠中だけでなく、起きていてもポカン口に

また、こういった寝方を続けると、顔の筋肉や骨格のバランスを崩し、睡眠中だけでなく起きているときも〝ポカン口〟となります。口がポカンと開くと当然口呼吸になり、喉や気道にダイレクトに異物が入ってきます。

睡眠中は唾液の分泌が減るため口の中が乾燥しやすく、細菌やウイルスが増えやすい環境になります。寝ているときのポカン口＝口呼吸は、さらに口の中を乾燥させますが、マウステープを貼ることで防ぐことができます。加えて日頃から「あいうべ体操」で舌を鍛え、寝ているときの口呼吸の予防につなげましょう。いびきや無呼吸状態の改善には、寝る前のあいうべ体操が効果的です。寝る直前に舌を鍛えることで、寝ているときに舌が落ち込みにくくなり、気道が狭くなるのを防ぎます。「そんな面倒なことをしなくても、マウステープを貼ればいいのでは」という声が聞こえてきそうですが、マウステープはあくまで対症療法。マウステープでは舌の筋肉を鍛えることはできないのです。マウステープとあいうべ体操をセットで行うことで、口呼吸予防のよりよい効果を上げることができます。

CPAP（シーパップ）装着時にも

マウステープは気道を広げる

麻酔を使って疑似的に深い睡眠（ノンレム睡眠）の状態をつくり出し、内視鏡でマウステープを貼った人と貼らない人の気道の広がりを見る、という医学的実験がなされました。この実験では、マウステープを貼った人たちでは、睡眠時の気道の広がりが18人中、7人に見られました。実験に参加した人たちは、ＢＭＩ（体格指数）が25という肥満型で無呼吸低呼吸指数も30以上、日本では重症と認定されるレベルです。無呼吸低呼吸指数が40になるとシーパップが必要となります。このようにリスクが高い人たちでも、全体の40％が睡眠中にマウステープを貼ることで気道が確保され、いびきが改善されたのです。このことからも、口を閉じて寝ることが重要だということがわかります。

またシーパップは、鼻に装着するため圧がかかり、どうしても口が開きやすくなります。するとシーパップでいびきは改善されても、口腔内が乾燥するリスクが高くなります。

シーパップを装着するときにマウステープを併用すると、口の中の乾燥を防ぐとともに気道が開き、より多くの酸素を安定して体に供給できるようになります。

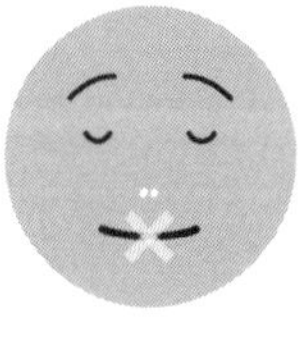

◆息育指導士レポート②——横山大輔さん（宮城県・鍼灸師）

朝起きると頭痛やだるさが続いたのでマウステープを

小学校低学年の娘のことです。朝起きると、頭が痛く、だるい、そして顔色がよくない状態が続き、4日ほど学校を休んだことがありました。平熱ながら、朝は食欲がないのに午後になると家の中を走り回れるくらい元気になる、の繰り返しでした。年齢的には少し早い気もしましたが、症状をみると起立性調節障害に状態が重なるところが多いと感じました。そうであれば理論上、このままずるずるいくのはよくないと思い、チャンスとばかりに、「病院に行きたくないのなら、前に話したマウステープを試してみよう」と提案しました。娘はその晩、いままであまり乗り気ではなかったマウステープを貼って寝ました。

次の日の朝、娘はいつもより早く起きて朝食もしっかり取り、余裕ができたのか、ふだん自分でやらない犬に自らご飯をあげて、元気に登校しました。担任の先生からも「頭痛の訴えもなく元気に過ごしています」という連絡がありました。娘はその後もマウステープを貼り続けていて、症状も出ることなく元気に過ごしています。

「2010 モンゴルラリー」にジムニーで参戦し、無事完走。大地と遊ぶ

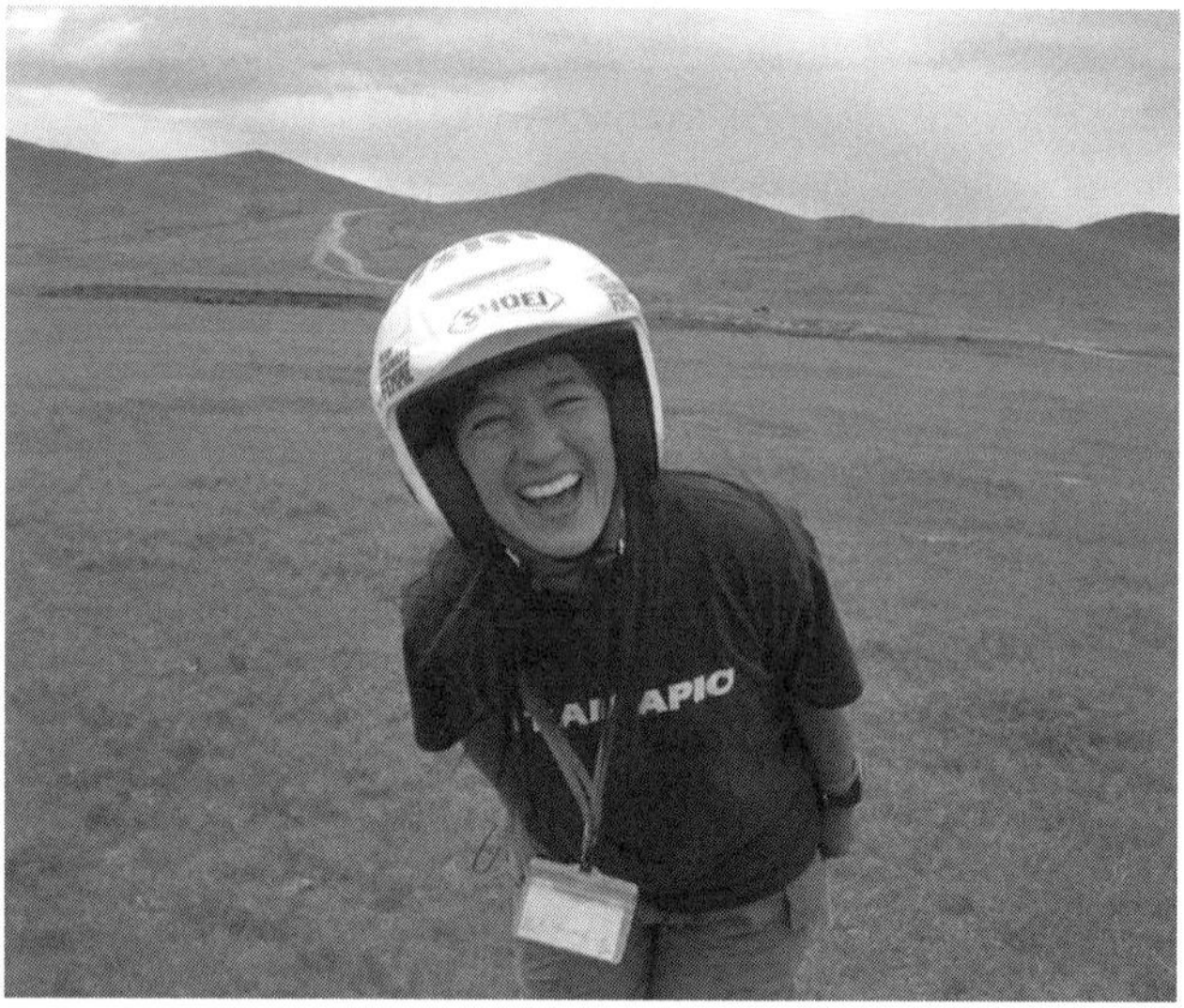

私もマウステープ愛用者②

ただいま夫婦で愛用中！カフェのお客様にもマウステープは好評です

三好礼子さん（元国際ラリースト）

三好礼子さんは、1995年に東京から富士山麓の朝霧高原に移住して野菜や米をつくり、2013年には長野県松本市に移り住み、現在はペレファ農場や、ペレファ・カフェというライダーズカフェを経営しています。

●三好礼子

1957年、東京都西東京市生まれ。エッセイスト&元国際ラリースト。「ペレファ農場」「ペレファ・カフェ」代表。19歳でバイク・車・旅関係の著述活動を開始。訪ねた国は40か国。走った距離は約100万キロ。1987年よりパリ・ダカールラリーなどの国際ラリーに多数出場し、二輪、四輪ともに完走を果たす。二輪女性クラス優勝も。2010～2016年にはトレイルランニングを行い、2021年からはスノーボードに挑戦している。何事も「死ぬ気でやる！」ことがモットー。

ご主人が先に使って花粉症が改善

三好さんはもともと東京にかかりつけの歯科医院があったのですが、閉院してしまったため、地元の歯科医院に通うことにしました。先にここにかかっていたご主人の「すごくいいよ」の言葉がきっかけでした。何を隠そう、この歯科医院こそが、本書の著者の1人が経営しているなかじま歯科医院だったのです。中島歯科医から、口呼吸対策のためにマウステープをすすめられて使っていたご主人は、さまざまな症状が改善していました。ご主人によると、物心ついたときには、もう花粉症があり、中学生のときには蓄膿症といわれ、いつも鼻が通らない状態でした。それがマウステープを使ったところ、鼻が通ってしっかりと呼吸ができるようになり、薬を使わないのに、長年あった花粉症の症状が出なくなりました。あまりに嬉しくて「生まれて初めて花粉症のない春を過ごしました」と中島歯科医に報告。そして、5年前からなかなか治らなかった額の湿疹もきれいに治り、「もし中学生のときに、このマウステープを知っていたら、僕の人生は変わっていたはずだ」というくらい、さまざまな症状が改善して、快適になっています。額の湿疹を心配した三好さんは、何度も病院へ行くようにすすめても絶対に行かなかった

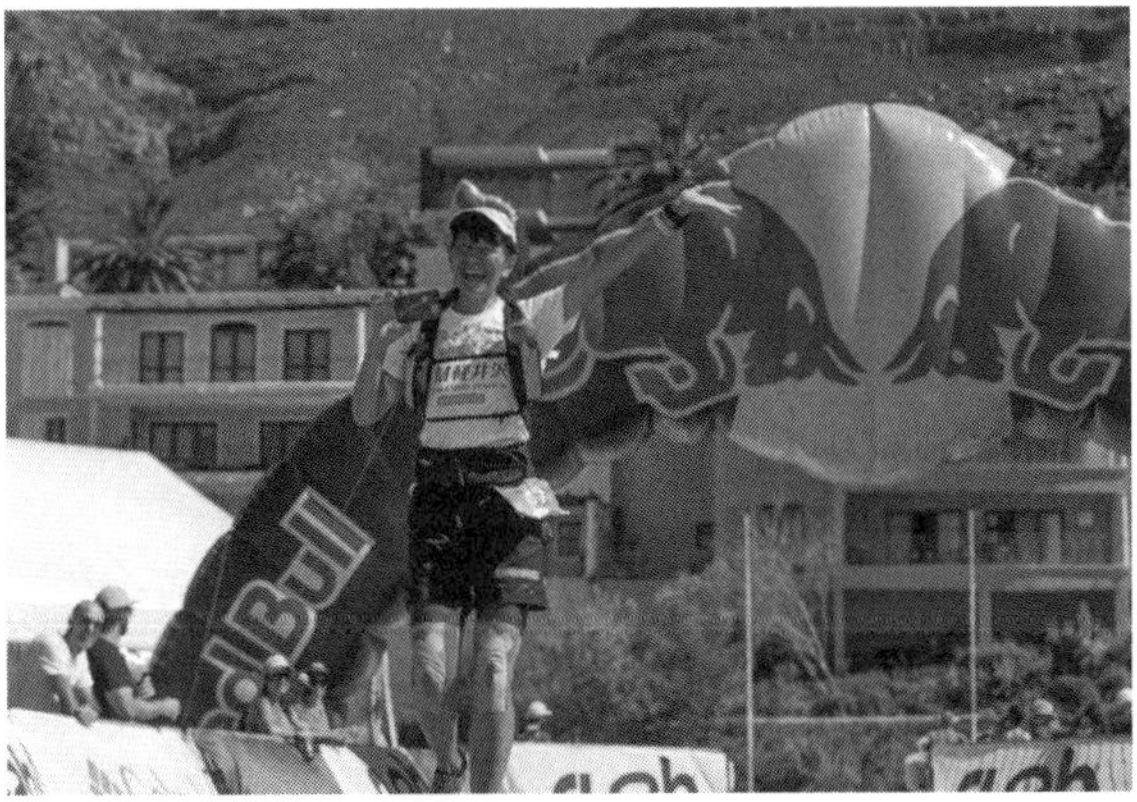

ウルトラトレイルケープタウンに参加し、
65キロマスタークラス女子で優勝（2016年）

ご主人がマウステープで湿疹が出なくなったのを見て、驚いたそうです。ご主人の夜のトイレの回数（夜間頻尿）も確実に減ったといいます。

三好さんは口内炎もできなくなった

三好さんの花粉症は2012年、朝霧高原にいた頃から始まりました。毎年出る花粉症の症状が不快だったため、内科で花粉症対策の注射を打ってもらっていました。しかし、注射は1年ほどで効果が出なくなってしまうそうで、もともと薬や注射がイヤだった三好さんは、「この注射を一生続けなくちゃいけないの?」と思っていたようです。

ちょうどその頃、口呼吸対策のために中島歯科医からマウステープをすすめられた三好さんは、ご主人の様子を見ていたので、すぐに使い始めました。そうすると、もう次のシーズンには苦しかった花粉症がおさまり、いまでは自分が花粉症であることを忘れているほどです。マウステープの効果はほかにもありました。「疲れると歯肉が腫れやすかったのが、全然腫れなくなり、口内炎もできなくなりました。以前は夜中にときどき目が覚めてしまうことがあったのですが、いまは朝までぐっすり眠れて、睡眠の質が違うと思いました」と三好さん。ご主人は、人にすすめられても、いわれるままにすぐにやるタイプではないようです。中島歯科医からすすめられてマウステープを始め、それを続けているご主人の様子を見て、三好さんは驚いていました。「ご主人はどうしてすすめられてすぐにマウステープを始めたのでしょうか?」と質問すると、「中島先生のことを信頼していたからだと思います。私もそうですし」と話してくれました。

熟睡できる健康アイテム

カフェのお客様との会話は、すぐに、体のどこそこが悪い、痛いなどの話になります。三好さんご夫妻はもともとあまり人にものをすすめるのが好きではないのですが、マウステープだけは特別で、体の調子がよくないというお客様におすすめしているそうです。「自分たちがマウステープの効果を実感しているので、人にもすすめられるんです。酸素吸入量が増えるので、免疫力が増し、健康には絶対よいと思います」と三好さんはいいます。

三好さんが使うマウステープは幅12ミリタイプ。唇の上の皮膚から下の皮膚まで貼れる長さに1枚切り、もう1枚短く切って、それを長いテープの真ん中に粘着面同士を貼り合わせます。こうすると、唇の部分にはテープが直接くっつかず、上下の皮膚だけに貼ることができるそうです。カフェのほかにも執筆やオンライン会議など、睡眠時間が不規則になりがちな三好さんにとって、熟睡できるマウステープは健康を維持するための強力なアイテムになっています。

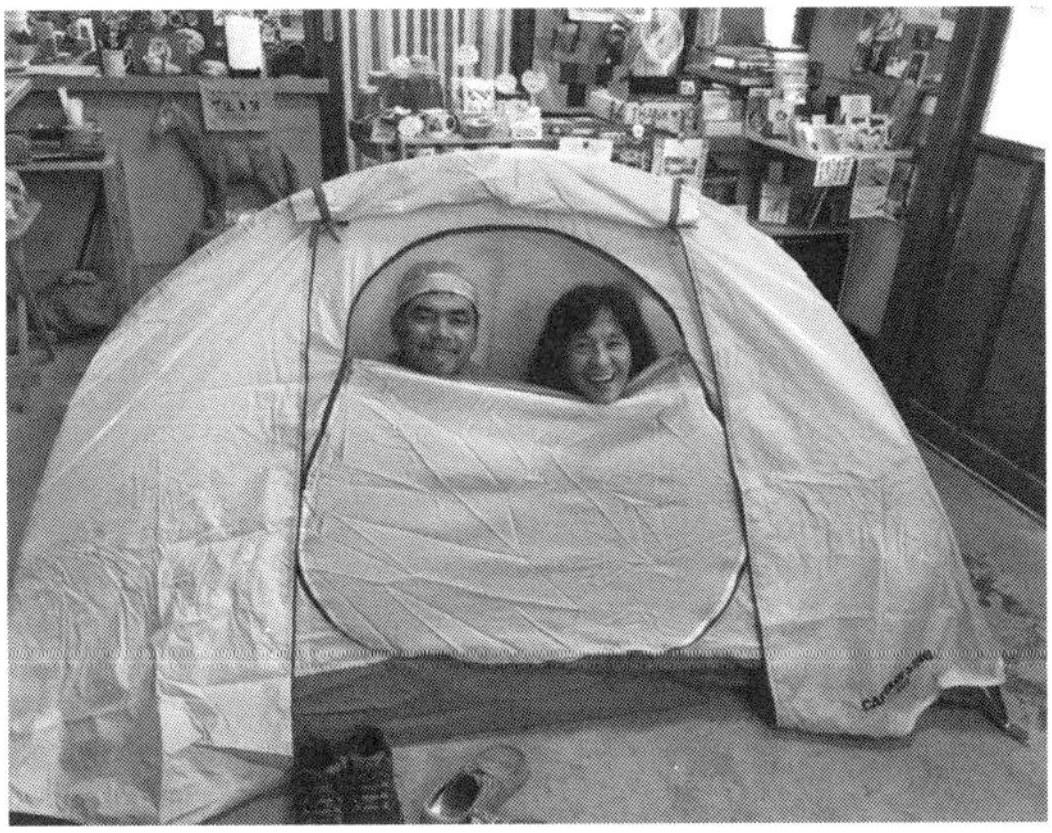

人間交差点といえる三好さんが経営する「ペレファ・カフェ」

意外に知らない舌の正しい位置と働き

正しい舌の位置はどこでしょう？

あなたは、口の中で自分の舌がどの位置にあるのかを意識したことがありますか？

私は歯科医師として毎日、患者さんの口の中を見ていますが、舌の側面に歯形がついている患者さんがとても多く、そういう方はほぼ口呼吸をしています。なぜ、わかるのか？

歯形がつく原因は、舌が下がっていることなのです。


　口を閉じたとき、舌が上顎（口蓋）にくっつき、舌の先端が上の前歯の根元の少し内側についている状態が正しい舌の位置です。舌の先端が下の前歯の内側や歯肉についている人は舌の力が弱く、下がっている証拠。舌の力（以下「舌圧《ぜつあつ》」）が弱まる→舌が下がる→下顎が落ちる→いつも口を開けている→口呼吸になる、とつながります。口呼吸になると口腔内が乾燥するため、虫歯や歯周病、口内炎になるリスクが高くなります。また、口が乾くと喉の奥の扁桃腺やリンパ組織が乾燥し、扁桃病巣感染症を引き起こしやすくなります。扁桃腺やリンパ組織が乾燥することでアレルギー反応を起こしやすく

なり、花粉症やアトピー性皮膚炎を悪化させる原因となるのです。ほかにも風邪を引きやすくなるなど、さまざまな病気の引き金となります。

さらに舌には、食べ物の味や温度を感じたり、食べ物を混ぜ合わせたり、口腔内で音を共鳴させて発音するといった役割もあります。舌圧が弱いと滑舌や飲み込みが悪くなります。食べ物を舌でうまく丸められなくなり、むせて誤嚥性肺炎を起こす原因ともなります。とくに高齢者にとっては、命に直結するので注意が必要です。

“あいうべ体操”で舌圧を高めよう

口呼吸がある患者さんには、口を閉じているときの舌の位置を確認してもらうとともに、睡眠時には必ずマウステープを貼るようにすすめています。ただし、マウステープをしても舌の筋肉を鍛えることはできません。舌の重さは約200gもあるといわれており、舌の根元は舌骨に付着していますが、先はどこにもつながっていないので、舌の筋肉が弱くなると垂れ下がってしまいます。これを「低位舌」といいます。舌は腕や足と同じ横紋筋なので、低位舌を直して舌圧を上げるためには、舌のトレーニングであるあいうべ体操を根気よく続け、鍛えることが大切です。

口が乾くと虫歯になりやすい

口呼吸は唾液の働きをさまたげる

口腔内に存在する細菌（主にミュータンス菌）は、食べ物などに含まれる糖を栄養にして繁殖し、歯の表面に細菌の塊、プラークをつくります。ミュータンス菌は、糖を分解するときに酸をつくり、歯の表面のカルシウムやリンなどを溶かす「脱灰」を起こします。食事のあとはミュータンス菌が酸を出すため口の中は酸性になりますが、唾液の働きにより、元のｐＨに戻されます。また唾液には脱灰した歯の表面にカルシウムなどを補給してくれる「再石灰化」という働きもあります。食事をするたびに歯の表面では脱灰と再石灰化が繰り返し起こりますが、脱灰だけが進むと、歯の表面が溶け続け、虫歯になります。

毎食後、こまめに歯磨きをしているのに虫歯ができやすい方は口呼吸をしているのかもしれません。口呼吸になると口の中が乾燥し、ネバネバした唾液になり、唾液本来の機能を発揮できなくなります。女性のなかには更年期を過ぎると女性ホルモンが低下し、

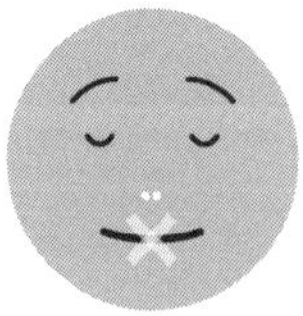

唾液が出にくくなる方がいます。また、糖尿病やその他の病気、薬の影響などで唾液が出にくい方もいます。このような方が口呼吸をすると、さらに口の中が乾きやすくなります。

口呼吸をしている患者さんからよく聞くのが「朝起きたときに口が乾いている、ネバネバする、喉が痛い」という症状です。マウステープをお使いいただくと、口の中が乾燥しなくなるので、朝起きたときのこんな不快な症状も簡単に改善します。

舌圧の強化とマウステープで唾液量をアップ

唾液腺には顎下腺、耳下腺、舌下腺の3つがあります。なかでもいちばん唾液をたくさん出すのが顎下腺で、咀嚼《そしゃく》や口を開ける、舌を動かすといった活動によって、唾液が出やすくなります。唾液は虫歯を予防する、消化を助ける、粘膜を保護する、歯の汚れを洗い流す、細菌の感染を防ぐなど、たくさんの役割を果たしています。睡眠時にはマウステープをして口の乾燥を防ぎ、あいうべ体操で舌圧を強化し、唾液をたくさん出すことで健康な状態を保つようにしましょう。

繰り返す口内炎は口呼吸が原因かも

マウステープを使うと口内炎も治りやすくなります

「疲れたり、寝不足になると、すぐに口内炎ができてしまう」という方はいらっしゃいませんか？　口内炎にはいくつかの種類がありますが、いちばん多いのはアフタ性口内炎です。アフタ性口内炎は、ストレスや疲れ、寝不足のほかにもビタミンB群が不足するとできやすいといわれています。口内炎は普通なら10日から2週間程度で治りますが、マウステープを使うと早く治ります。またマウステープを使っていると、口内炎ができにくくなり、できても治りやすくなります。

口内炎の患者さんは、舌が下がっている低位舌になっていて、口呼吸をしている方が多いのです。低位舌だと舌が歯に当たり傷つきやすくなります。また口呼吸があると唾液が粘っこくなり、口の中の細菌が増えるので、舌や歯肉に口内炎ができやすくなります。私の歯科医院では、口内炎の患者さんには低位舌にならないように、舌を上顎につけるように説明し、マウステープを使っていただいています。3日ほどで痛みがなくな

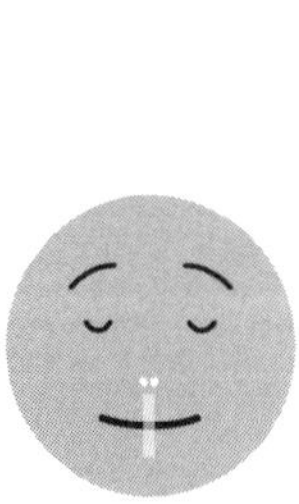

り、1週間もすると口内炎が治るので、とても喜ばれています。もし口の中にとがった歯や金属があるときは歯科医院で丸く研磨してもらってください。口の中にとがったところがあると、粘膜に傷がつきやすく、悪性化することがあるからです。また口内炎が2週間以上治らないときは、早めに歯科医院を受診することをおすすめします。

悪性腫瘍と間違えられた口内炎

2週間ほど口内炎が治らなかった70代の男性が総合病院の口腔外科を受診したところ、悪性腫瘍の疑いでCTスキャン検査を受けました。担当医からは「入院して組織検査をする必要がある」といわれ、驚いた彼はセカンドオピニオンを求めて、私の歯科医院を受診しました。私は大学病院の口腔外科にいたので、いままで何人もの悪性腫瘍の患者さんを診てきました。この患者さんは、舌の下の筋（舌小帯）の付け根の左右に大きな口内炎ができていましたが、悪性腫瘍の特徴の「まわりの組織が硬くなったり、リンパ腺の腫れ」はみられませんでした。患者さんは低位舌で口呼吸だったので、舌を上顎につけることを意識してもらい、マウステープを使ってもらったところ、3日ほどで痛みはなくなり、1週間後には口内炎がきれいに治っていました。

さまざまな病気につながる歯周病

口呼吸は歯周病のリスクを高めます

口呼吸があると口の中が乾き、歯周病も進みやすくなります。歯周病は歯と歯肉の境目に、プラークや歯石がついて起こる炎症をいいますが、そのなかで、炎症が歯肉だけに起こっているものを歯肉炎といい、歯を支える骨（歯槽骨）まで溶かして進んだものを歯周炎といいます。

口が乾くと唾液の殺菌作用や自浄作用（洗浄作用）が働きにくくなり、歯の表面や歯と歯肉の境目にネバネバしたプラークがつきやすくなります。プラークが唾液の中のカルシウムやリンと一緒になると歯石になりますが、歯石は歯ブラシで取ることはできないので、歯科医院での治療が必要になります。

歯周病はシニアの病気だとイメージされる方が多いと思いますが、自覚症状が出にくく、30代以上の約8割は歯周病になっているといわれています。

口呼吸があると、小学生でも歯肉炎になっていることがよくあります。歯石は下の前

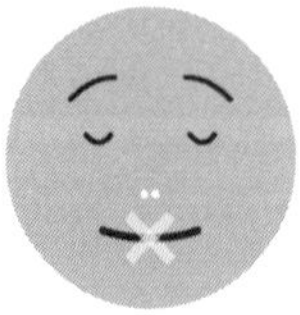

歯の裏側の根元につきやすいのですが、口呼吸があると、それに加えて唇側の歯の根元にもつきやすくなります。口呼吸をすると、乾いた空気が直接、前歯の表面に当たり歯石がつきやすくなるからです。子どもの頃から口呼吸があると歯肉炎になりやすく、そのままの状態で大人になると歯槽骨が溶け始める歯周炎に移行してしまいます。

動脈硬化や糖尿病、誤嚥性肺炎も

歯周病の影響は全身にも及びます。歯肉が腫れると、歯周病菌や炎症でできた物質が歯肉の毛細血管から入り込み、動脈硬化（脳梗塞、狭心症、心筋梗塞）のほか、糖尿病を悪化させたり、早産や低体重児出産を引き起こすなど、さまざまな病気に関わっていることが明らかになっています。また高齢者に多い誤嚥性肺炎の原因になる細菌の多くは歯周病菌であるともいわれています。

マウステープは口の中の乾燥を防ぎ、あいうべ体操は唾液を出やすくして、口呼吸を鼻呼吸に改善してくれます。あいうべ体操やマウステープを行うことは、歯周病だけでなく、歯周病菌が関連する全身の病気の予防にもつながるのです。

口呼吸は歯並びにも影響する

歯列矯正にもマウステープの併用を

「歯並び」を整える歯列矯正では、口呼吸や舌が下がっている「低位舌」、舌を突き出す「舌突出癖」があると、なかなか治療が進まないことがあります。低位舌や舌突出癖があると、舌が前歯を外に押し出す力が働きます。また上下の前歯が噛み合わずに開いている「開咬《かいこう》」という噛み合わせの場合は、上下の前歯の隙間に舌を差し込まないとものを飲み込むことができないため、前歯が常に押し出された状態になります。

低位舌や舌突出癖があると、口呼吸になりやすく、口のまわりの筋力低下が起こります。これらを改善するためには舌の訓練をしたり、下の前歯に特殊な装置（タングガード）を着けて舌を突き出さないようにしますが、舌の癖が残っていると、矯正治療が進まないだけでなく、治療を終えて装置をはずしたあと、歯並びの後戻りが起こってしまうこともあります。また唇はきちんと閉じることで、前歯の歯並びを正しい位置に保つ働きがあるので、口呼吸を鼻呼吸に改善して、唇を閉じ、舌を正しい位置につけること

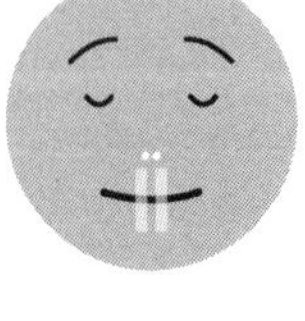

で、矯正治療を進みやすくします。

矯正治療のときにあいうべ体操を指導している歯科矯正専門医もいます。矯正治療を受けている人は、あいうべ体操に加えてマウステープを併用することで、寝ている間も唇が閉じた状態を保つことができます。

歯周病でも歯並びが変わります

歯周病が進行して歯を支える骨が溶けてくると、歯はぐらつくようになります。このときに口呼吸があると、唇が前歯を押さえることができなくなり、上の前歯が下の前歯より大きく出てしまう、いわゆる「出っ歯」の状態になることがあります。するとさらに唇がふさがらなくなるため口呼吸になり、歯周病が進むという悪循環に陥ります。

私の歯科医院では、口呼吸のある方の歯周病の治療では、マウステープを使ってもらっています。寝ている間にマウステープを使ってもらうと口が乾燥しなくなり、歯周病の症状が安定します。出っ歯の状態になっている方でも、歯並びが少し戻り、また再び唇が閉じるようになるケースもあります。

防御機能が張り巡らされている鼻の役割

鼻は空気の乾燥と温度変化から体を守る

鼻の役割は、空気の乾燥と温度変化から体を守ることです。鼻は、複雑で入り組んだ構造をしています。血流が豊富な鼻甲介《びこうかい》や鼻中隔《びちゅうかく》（鼻を左右に分けている壁）は、常時適度に湿り気を持ち、冷たく乾燥した空気が取り込まれると、速やかに湿度と温度を与えます。口呼吸では冷たい空気がそのまま気管から肺に到達し、気管支の異常収縮（攣《れん》縮《しゅく》といいます）を起こしてしまいます。また、鼻は鼻毛や粘液で異物（空気中の小さなチリや細菌類）をろ過し、途中の上咽頭部分の扁桃リンパ組織がさらに防御して異物が肺に入るのを防ぎますが、口呼吸ではチリは直接、肺に届いてしまいます。

では、あなたは鼻呼吸なのか、口呼吸なのか。ふだん鼻と口、どちらで息をしているか、ほとんどの人は気にしていません。ですから、誤った呼吸法をしていても気づきません。そのチェック方法を17ページに掲載しています。1つでも当てはまれば、口呼吸をしている可能性があります。それが知らず知らずのうちに体に悪影響を与えるのです。

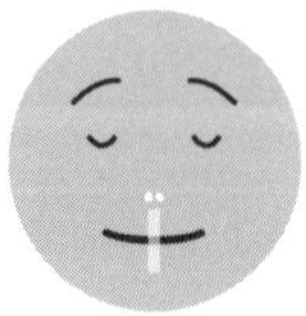

鼻は左と右で2、3時間ごとに呼吸の通り道が交代している

人間の肺は、実は肺自体の力では膨らむことはできません。横隔膜や外肋間筋《がいろっかんきん》という吸気に関する筋肉が収縮すると胸腔内の圧力が低くなり（いわゆる陰圧）、鼻から空気が吸い込まれます。反対に息を吐くときは、自然と元の大きさに戻ろうとすることによって呼気を押し出すのです。

鼻は、このようなシステムの中で常に働いていますが、その過酷さに十分耐えられる仕組みがあります。鼻に2つの穴があることです。実は、左と右で2、3時間ごとに呼吸の通り道が変わっているのです。鼻を片方ずつ休ませています。

口は1つですから、そうはいきません。無用なときに酷使することは、負担がかかるのです。夜はとくに休ませてあげたほうがいいと思いませんか？

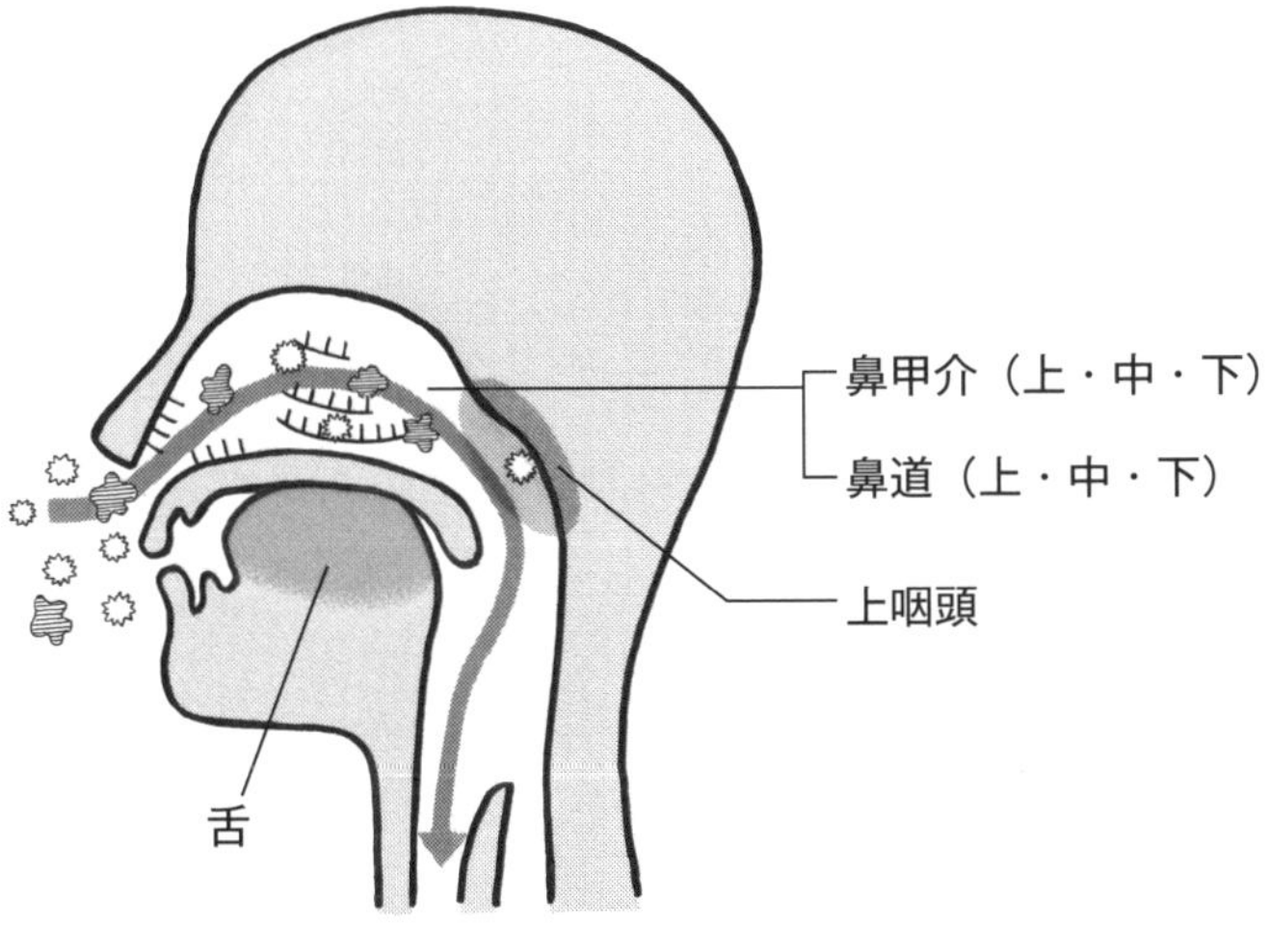

鼻毛が少ないと喘息になりやすい

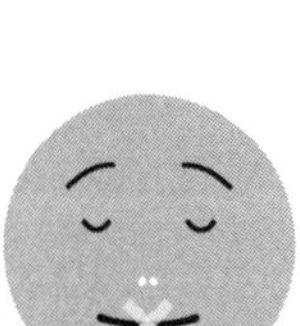

立派な鼻毛があるのは人間だけ

上流医療とは、鼻と口、いわば体のエネルギーの取り込み口をうまく活用する予防医療のことです。呼吸器である鼻の最初の防御を担っているのが鼻毛。実は、こんな立派な鼻毛を持っているのは、動物界広しといえども人間のみ。ほかのほとんどの動物は鼻毛がありません。この鼻毛は、口髭が鼻のほうに巻き込まれて発達したといわれています。鼻が高かろうが低かろうが、生えている鼻毛。息を吸うときに入ってくる大きな異物を除去するのに、こんなに役に立つものはありません。

鼻毛が少ない人は、喘息の発病率が大幅に高い

季節性の鼻炎を持っている人について、気管支喘息の発病率を調べた研究があります。233人の患者さんのうち、32%（75人）が喘息を持っていました。そのうち、鼻毛の量ごとに喘息の有病率を見ると、それぞれ45%（鼻毛少）、26%（鼻毛中）、17%（鼻毛

多）でした。鼻毛が少ない人は、喘息の発病率が大幅に上昇することが判明しました。

鼻毛の密集度が低いために、こし取られるべき異物がそのまま鼻を通過し、咽頭を経て気管支に到達することが喘息の発病と関係しているのではないかと考えられています。

もちろん、口の中には毛がまったくありませんから、どれくらいの異物が口から入り込んでいるのかと想像するだけで、思わず咳き込んでしまいそうです。

鼻毛は抜かず、カットが基本

マウステープを使って鼻呼吸に気をつけるようになると、「鼻毛が伸びるのが早くて、処理が面倒だ」という苦情が出てきます。「それまで鼻を使っていなかったという証拠なんですよ」と伝えますが、納得していただけているのかどうか。

では伸びてきた鼻毛はどうすればよいのかというと、切るのが基本です。抜くと毛根が炎症を起こしてしまう可能性がありますから、ハサミや鼻毛カッターで処理することをおすすめします。マスク生活で、顔の手入れなどを怠りがちになっているようです。

あなたの鼻毛の処理は大丈夫ですか？　ときどき、マスクをはずしたときの顔に気を配ってみてください。

身につけたい正しい呼吸法

舌を上顎にぴったりつけて鼻で呼吸するのが理想

鼻の粘膜や喉、気管支の粘膜細胞表面にある線毛という細かい毛は波打つような動きで、異物を粘液と一緒に体から押し出します。線毛運動を鈍らせないためには、鼻や喉の中をある程度、温かくしておかなくてはなりません。その鍵になるのが舌です。舌は筋肉の塊で、内部に血管がびっしり通っているため高い熱を持っています。その舌を上顎にぴったりつけて呼吸するのが理想です。このとき、しっかりと口を閉じることも大切です。口が半開きでは舌と顎の密着度が不足し、そこに口から外気が入り、舌はもちろん体内の温度も下がってしまいます。

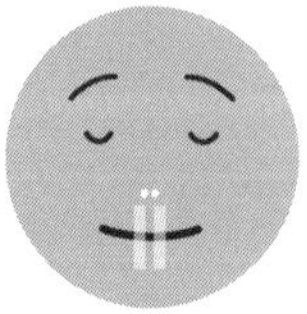

鼻から入る空気は脳で温められ脳を冷やす

鼻腔の中にも温め機能があります。鼻の粘膜の下には無数の血管が網目のように張り巡らされています。鼻中隔も同様です。これらの血管密集地帯が吸った空気を温めることで、氷点下の外気でも鼻腔を抜けて喉に入るときには体温近くまで温度が上がります。もう1つ、鼻から入る外気の温度を上げる要素が、脳です。鼻で息を吸うと脳が熱を供給してくれるのです。鼻で息を吸うときと吐くときは空気の通り道が違います。吐く息は主に中・下鼻道を通るのに、吸う息は中鼻道より脳に近いほうをたどります。このときに空気は脳の熱で温まります。それは、脳が空気に冷やしてもらっているということにもなるのです。脳は熱を発する器官です。酷使すると熱を持ち、機能が落ちます。そんなときに鼻からの空気が脳のすぐ下を通り、脳を冷ましてくれるのです。同じ効果を口呼吸には期待できません。

呼吸は鼻から吸って鼻で吐くほうがいい

今度は吐く息も考えてみましょう。よく「鼻から吸って口から吐く」といいますが、吐くのも鼻からのほうがいいのです。理由は口から吐くと口の中が乾燥してしまうからです。鼻から吐くと湿気を逃さないのです。これは、広げると新聞紙1枚の大きさになる鼻腔・副鼻腔内の粘膜の働きです。鼻粘膜がひだ状になって、鼻粘液（鼻水）を蓄えていて、入る空気に湿気を与え、出る空気の湿気を取る働きをするのです。

マウステーピングは古くて新しい健康法

日本では正しい呼吸法が論じられてこなかった

さて、口呼吸が体にあまりよくないということがいわれ出したのは、いつ頃のことなのでしょうか。古い書物を確認しても載っているものはありません。しかし、口に関する面白い記述があることがわかりました。

江戸時代の医師で、儒学者の貝原益軒が著した『養生訓』に、「呼と吸と」と題した呼吸についての記載があります。「ときどき鼻から、外気を多く吸い込むべきである。吸入した外気が腹中にたくさんたまれば、それを口から少しずつ吐き出して、新しく清い空気を吸い込むのだ」と鼻口呼吸に言及しています。けっして鼻鼻呼吸ではありません。『千万金』（中国の唐の時代の医学教科書）にも同様の記述があります。口をすぼめての呼吸をすすめているのですが、口呼吸が悪いといってはいないのです。日本東洋医学会学術教育委員会編集の『入門漢方医学』（南江堂2002年）では、低位舌で起こる歯痕に関しては、舌の浮腫により舌に歯形がついたもので、気虚や水毒でみられる、

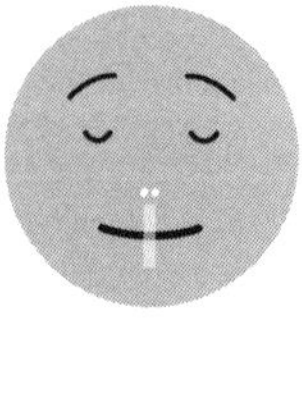

とあります。呼吸法に関してはほとんど触れられていません。精密な生薬の組み合わせをつくり上げた先人たちが、なぜ呼吸について言及しなかったのか、不思議です。

西洋では1860年代に口呼吸の弊害が論じられていた

さて、西洋ではどうだったのでしょうか。アメリカの画家、ジョージ・カトリンが『Shut Your Mouth and Save Your Life』という本に口呼吸の弊害を記したのは、1860年代です。「口を閉じると命が長らえる」。これほど短いフレーズで呼吸の大切さを表したものを知りません。さらに、こんなことも書かれています。「貧しいネイティブアメリカンが赤子をゆりかごへ寝かしつけたあと、（鼻で呼吸をするように）その唇をそっと優しく閉じているのを見た。なんと輝かしい教育であろうか！」

そして、この考えは1950年代に入って、コンスタンチン・P・ブテイコ博士に引き継がれていきます。この内科医は、鼻炎や喘息、鼻づまりを改善させる「ブテイコ・メソッド」を開発しました。彼は、1960年頃には、気管支喘息を患った人が口にテープを貼って就寝中の口の乾燥を防いだことを知り、紙テープで口をふさぐマウステーピング（口テープ法）をすすめているのです。

私もマウステープ愛用者③

マウステープとB*スポット療法に人生を救われた

立川談慶師匠（落語家）

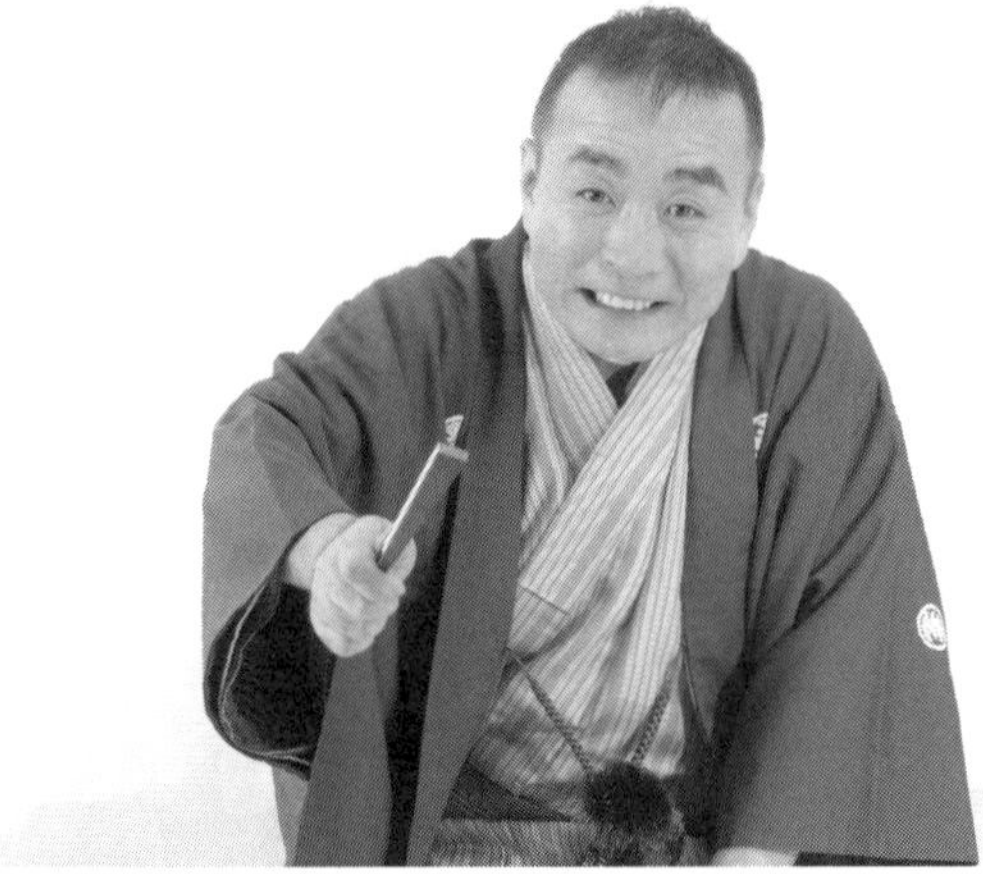

常に明るい談慶師匠

談慶師匠は慶應義塾大学卒業後、サラリーマン生活を経験し、その後落語家になった異色の方です。立川談志という厳しい師匠の下で過ごした苦しい修業時代の経験が、談慶師匠のいまを支えています。これまでに19冊（2021年5月現在）の本を出版していますが、その多くがビジネス書で、落語と談志とビジネス、そして私生活をどうリンクさせるかをテーマとしています。

●立川談慶

1965年長野県生まれ。慶應義塾大学経済学部卒業。（株）ワコールに3年間勤務したあと、1991年立川談志の弟子となる。2000年二つ目、2005年真打に昇進。落語のほかに講演、執筆もこなすベストセラー作家であり、コミュニケーション指導の第一人者でもある。2021年5月、談慶師匠初の小説となる『花は咲けども　噺《はな》せども』（PHP文芸文庫）が出版された。

＊Bスポット療法：現在はEAT（上咽頭擦過療法）と呼ばれている。

原因不明の体調不良

談慶師匠が原因不明の体調不良に悩み始めたのは、5、6年前にさかのぼります。咳が止まらず、息が苦しい、疲れが抜けない。とにかく体力が落ちて、体が重い日が続いていました。血液検査でもレントゲン検査でも異常は見つからず、はっきりとした診断はつきませんでした。最後は漢方薬に頼るという毎日で、咳止めのための飴が欠かせませんでした。そして、このことがマウステープとの出合いのきっかけとなりました。

Bスポット療法で症状が劇的に改善

談慶師匠の高校時代の友人に心臓外科医の森田敏宏先生がいます。森田先生に体の不調を相談したところ、慢性上咽頭炎ではないかといわれ、紹介してくれたのが、本書の著者の1人である今井一彰医師でした。慢性上咽頭炎という病名を初めて聞いた談慶師匠は、ネットで治療法を調べ、Bスポット療法が有効であると知りました。Bスポット療法というのは、長い綿棒の先に消炎剤である塩化亜鉛をつけて、上咽頭（喉ちんこのうしろ）にすりつける療法です。直感的に「喉に綿棒を突っ込んで炎症を取ってもらいたい」と思った談慶師匠は、今井医師にBスポット療法のレジェンドと呼ばれている谷俊二先生を紹介してもらいました。

谷先生の施術を受けたときの様子を談慶師匠はこう語っています。

「激痛どころの騒ぎではなかったんです。喉に入った綿棒が首のうしろから突き出るのではないかと思いました。さらに、上咽頭をえぐってもらった綿棒に、炎症で傷んだ粘膜と血液がべっとりとついていて、まるでリンゴ飴のようだったのには驚きました。谷先生からも『久しぶりにこんなにひどい炎症の人に会った』といわれました」

Bスポット療法のあとに鼻を洗う薬とともにもらったのがマウステープでした。

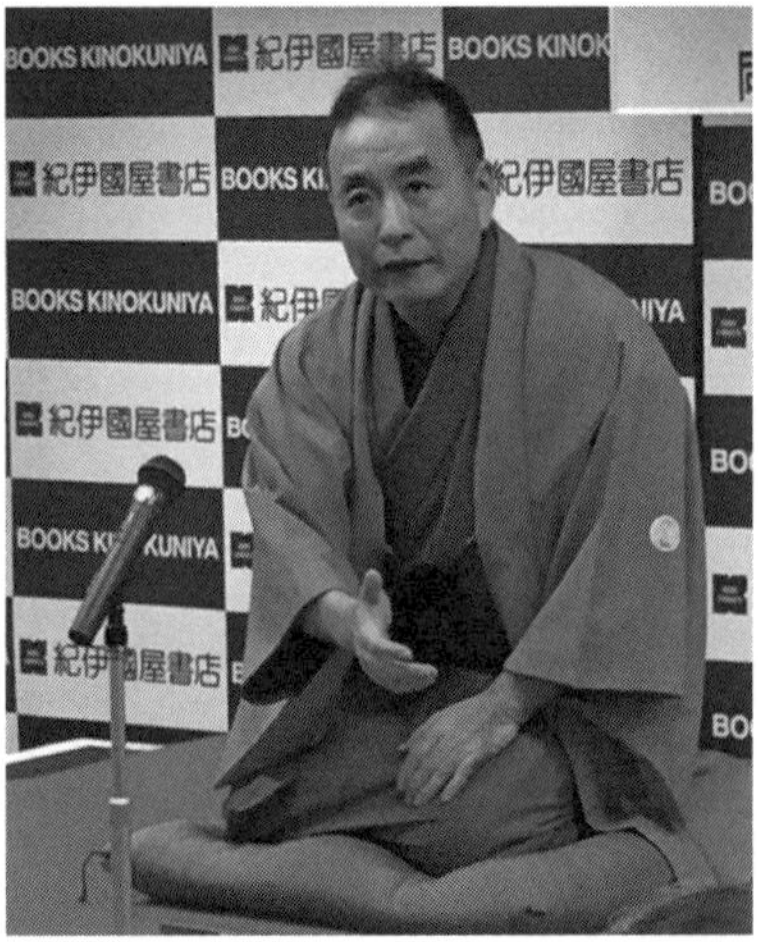

出版記念落語会にて

健康の秘訣はマウステープとBスポット療法

あんなに長引いていた不調が、Bスポット療法を1回やってもらっただけで、7割方快適になりました。咳も止まり、談慶師匠は劇的に回復しました。塩化亜鉛をしみ込ませた綿棒に芸人人生を救われた思いでした。

森田先生からは「口呼吸をしていることが上咽頭炎の原因だろう」といわれました。さらに森田先生自身も、口呼吸を防ぐために寝るときに口にガムテープを貼っていると教えてくれました。ずいぶん乱暴なことをやっているなと思ったようですが、そのことにも後押しされてマウステープを使うようになりました。はじめはくすぐったくて、違和感がありましたが、実際に使ってみると、とてもよく眠れ、これはいいものだと談慶師匠の体がすぐに察知したそうです。実は談慶師匠は、それまで自分が口呼吸をしていることにはまったく気がついていませんでした。それがマウステープをするようになり、喉の渇きがなくなったことで、口呼吸をしていたのだと自覚したそうです。

マウステープとBスポット療法のおかげで健康を取り戻し、精力的に仕事をこなしている談慶師匠は、健康の秘訣を「先発はマウステープ、抑えがBスポット療法」と表現しています。

マウステープの落語をつくり、披露したい

談慶師匠は、その後、今井医師からも20回以上Bスポット療法を受けているとのことです。

「Bスポット療法のあの痛さと、そのあとの爽快感はやみつきになりました。Bスポット療法を自分でもできるかと思い、何度もトライしてみましたができませんでした」と師匠は笑います。マウステープを使うことで、それまであった口呼吸の症状（喉の渇き、口内炎、風邪の引きやすさ）もなくなったそうです。

マウステープとBスポット療法に人生を救われたと自認している談慶師匠は、最後に、「マウステープ同好会を結成しましょう。私がマウステープの落語をつくり、お客さんに披露しますよ」といってくれました。楽しみです。

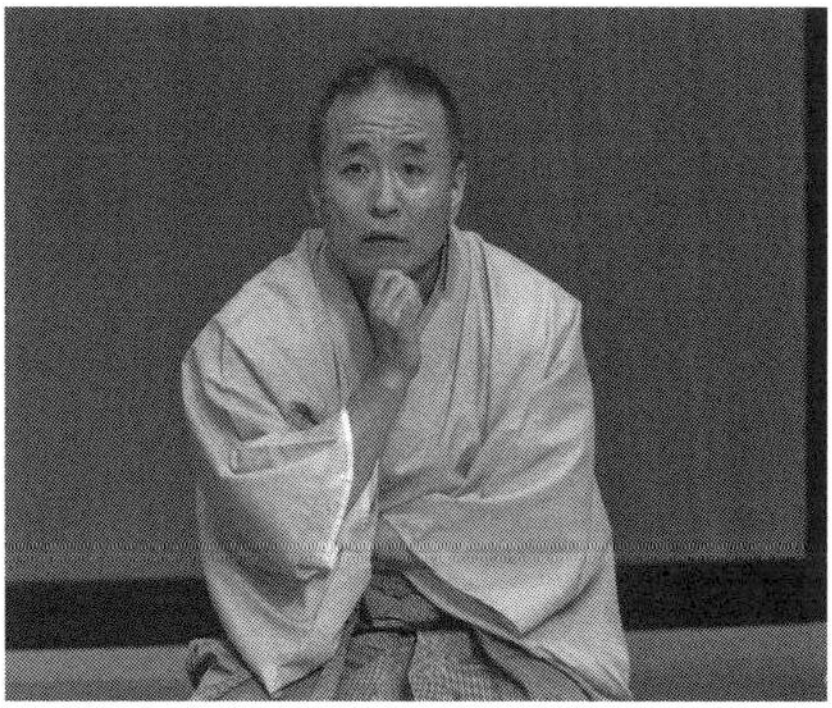

国立演芸場での独演会

ガムや飴玉で口中トレーニング

「舌圧」については、40ページで詳しく述べましたが、舌圧が弱くなると低位舌になって口呼吸が進みます。その舌圧を強化するのがあいうべ体操です。あいうべ体操を人前でやるのは抵抗があるという人におすすめなのが、ガムや飴玉を使ったトレーニングです。リラックスタイムのひと時に、遊びながら舌の力を強くすることができます。コロナの時代に、マスクをしていてできるのですから一石二鳥です。他人にわかりにくいという点でも、おすすめです。

私たちはかつて、風車やシャボン玉、口笛、風船などの遊びで、口や舌を頻繁に使っていました。いまは、ガムを膨らませることのできない子どもたちが増えてきています。トレーニングのやり方は簡単です。ガムを口の中で薄く伸ばして上顎につけるだけです。これを繰り返すことで舌が鍛えられます。ガムの味がしなくなる頃には、相当舌が疲れてくるはずです。トレーニングになった証拠です。飴玉を口の中で転がすのもトレーニングになります。舌を使って飴玉をコロコロ転がしてみましょう。楽しく鍛えられることと請け合いです。ただし、糖分の摂りすぎにならないように注意してください。

食べ物を水分で流し込むと舌が弱くなる

あいうべ体操と同じように舌や口のまわりの筋肉を鍛えることのできる日常的な場は、食事です。噛むことで唾液の分泌を促し、顎の力も強くしてくれます。顎の骨がしっかりと発達しているということは、歯並びが整うということにもつながります。

また、噛むことは脳の血流を促進させます。義歯を調整して噛めるようになり、認知症の症状が改善した例もあるほどです。しかし、いまの私たちは噛む回数を極端に減らす食事をしているのです。かつて1食当たり1400回あった噛む回数はいまや620回にまで減ってきてしまいました。

それに、最近では食べ物と一緒に水やお茶などが普通に食卓に出され、ただでさえ軟らかい食べ物をそれらで流し込んでいる光景も見受けられます。それは、噛む回数を減らすだけではなく、舌を使って飲み込むというトレーニングの機会をも奪っていることになるのです。食事で噛む回数を増やすために、水分で流し込む食べ方をやめましょう。食事の際の飲み物はみそ汁やスープだけにして、味わって食べるようにします。それだけで噛む回数は多くなります。さらに、噛み応えのある食べ物を選ぶことも大切です。

おしゃべりや歌は楽しいけれど要注意

「おしゃべりをしたり、歌を歌ったりすることも口呼吸ですよ」というと驚かれます。しかし、言葉を発するということは、口呼吸をしているということなのです。楽しい音楽のふれあいも口呼吸を助長します。歌ったり管楽器を吹いたりするのは、その間ずっと口呼吸になっているということなのです。だからといって「おしゃべりをやめろ」とか「音楽をやめろ」といっているわけではありません。「自分はいま口で呼吸をしている状態だ」と意識しておくことが大事だということです。

職業によっても、口呼吸が強制される場合があります。学校の先生など人に講義や説明をする人やテレホンオペレーター、さらにアナウンサーや歌手などです。

人は多かれ少なかれ、しゃべることは日常生活で不可欠ですから、いつも黙って口を閉じているわけにはいきません。会話でコミュニケーションをとることは、良好な人間関係を築くためにも大切なことです。

しゃべらないときは、しっかりと口を閉じるように意識するだけで、口呼吸が少なくなっていくはずです。

ため息は鼻でつこう「フン！」

ついつい、ついてしまうため息。これは生理的な現象なのですが、できれば少なくしたいもの。ため息が出るということは、低位舌なのです。試しに上顎に舌をつけてため息をついてみてください。難しくありませんか？　ため息は安堵《あんど》したとき、心配なことがあるとき、感嘆したときに出てくるものですが、避けたいのが「心配のため息」です。

ため息は気分をなえさせ、知らず知らずのうちに自分自身に精神的負担を与えてしまいます。それが続くとうつ病の入り口にもなってしまいます。ため息はタバコの煙と同じです。自分のみならず周囲の人の気分や健康まで害してしまいます。静かなため息であれば、まだ許せますが、近くにいる人に大きなため息をつかれると不快な感じがしますよね。その不快な感じを自分にも与えているのです。

マウステープをしていたら、もちろんため息はつけません。しかし、いつもテープをしているわけにはいかないので、舌を鍛えて、低位舌にならないようにするしかありません。そして、意識的に「鼻ため息」をするといいでしょう。鼻息荒く、「フン！」とやるのです。

子どもの口ポカンの癖は早く治そう

新潟大学大学院などの研究グループが、全国小児歯科開業医会などの協力を得て行った「口唇閉鎖不全症（口ポカン）」についての調査結果がまとまり、2021年1月に国際学術雑誌に掲載されました。

調査結果によると、日本人の3歳から12歳までの3399人の子どものうち、3割が口ポカンの状態で、この割合は年齢とともに増えていったとのことです。口ポカンのある子どものなかには、唇にしまりがない、鼻の詰まりや音をたてて食べる、などの特徴がみられ、口唇閉鎖不全症には口呼吸やアレルギー性鼻炎などが関連していることが示唆されたそうです（新潟大学ホームページ参照）。

成長期の子どもの口ポカンは、歯並びや発音に影響するだけでなく、授業中の集中力や学習能力の低下にもつながります。口唇閉鎖不全症は自然治癒することが難しいので、唇や舌の力を鍛えることが必要になります。

そのために効果的な方法の1つがあいうべ体操です。あいうべ体操をすると、口の周りの筋肉や表情筋、舌を鍛えることができるので、自然と唇が閉じやすくなるのです。

◆吹き戻しレポート ―― 株式会社ルピナス（広島県）

楽しく伸ばして口輪筋や表情筋を鍛える

「ストロングぴろぴろ」という、呼吸力や口のまわりの筋肉を鍛える器具があります。これは株式会社ルピナスと県立広島大学、広島県の産学公の連携によって生まれた健康・美容器具です。実際に、病院や歯科医院などの医療機関ではこの器具を使ったトレーニングが推奨されており、その効果も実証されています。

通常の吹き戻しと違って、吹き伸ばすのに呼吸負荷がかかるので、10回吹くだけでもひと苦労です。吹き続けることで腹式呼吸が自然に身につき、代謝、血流が改善します。さらに、口まわりの表情筋が鍛えられ、口角が上がり、見た目も若々しくなります。同時に口輪筋も刺激されるので、飲み込みづらさや誤嚥も予防できます。もちろん、口ポカンの子どもたちにもおすすめです。

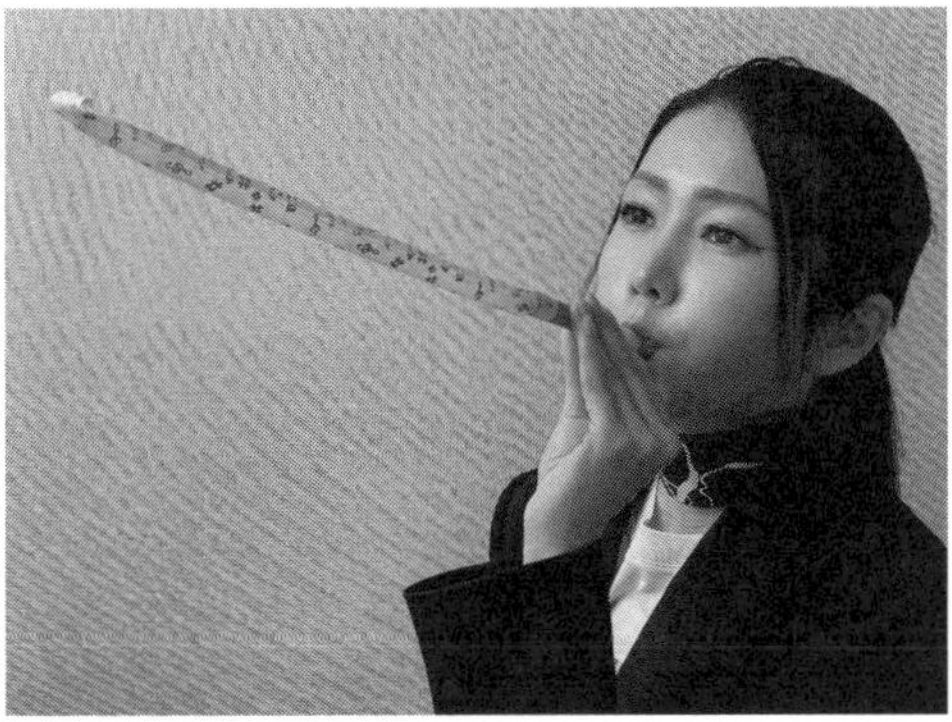

「ぴろぴろ」とは「吹き戻し」という玩具を応用・開発したもの

舌や口まわりの筋肉を鍛えるあいうべ体操

だんだん弱まる舌の力

マウステープをすると体調不良やがんこな慢性病が改善されることがわかりましたが、できれば常に口を閉じていたいものです。そのためには、舌を常に上顎につけていることが大切です。これを可能にするには舌や頬の筋肉を鍛えなければなりません。私たちの舌は、知らず知らずのうちに力が弱まってくるので、舌が下がって下顎を支えられなくなり、いつも口を開けている状態になって、口呼吸を引き起こすのです。

ここで、自分の舌の位置をもう一度確認してみましょう。

舌の先が、下の前歯の裏側や歯肉についていませんか？　どこについているのかわからないという人もいるかもしれません。舌は上顎についているのが正しいのです（40ページ参照）。

では、上顎についていない舌をついた状態にするには、どうすればいいのか。いろいろな方法がありますが、ここでは、お金もかからずにいつでもどこでも行える「あいうべ体操」を紹介します。

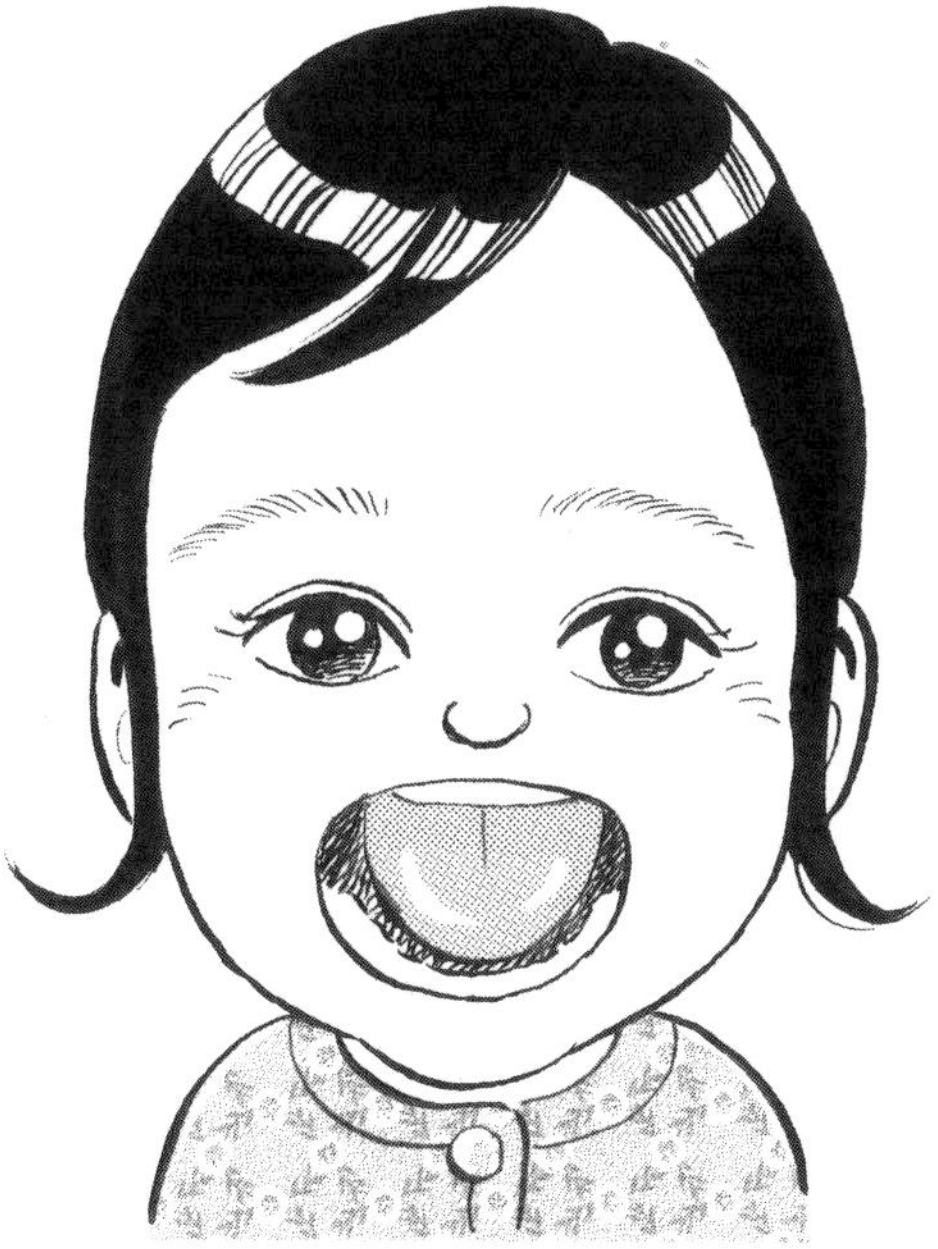

「あ〜」と口を大きく開ける。口の中がよく見えるくらい、唇が丸くなるように。

＊顎舌骨筋、オトガイ舌骨筋、顎二腹筋など、舌骨につながる筋群も鍛えられる。

どこでもできるあいうべ体操

やり方はいたって簡単です。口を大きく、「あ〜」「い〜」「う〜」「べ〜」と動かすだけです。音は出しても出さなくても大丈夫です。筋肉をしっかり動かして筋トレのつもりでやってみてください。ポイントは「べ〜」と舌を突き出して下顎のほうへ伸ばすことです。これで、舌の付け根の筋肉を鍛えることができ、飲み込みがよくなったり、むせにくくなります。

舌が下の歯の裏側についていたり宙ぶらりんの方は、いますぐ、イラストを参考にやってみてください。1セットを10回やってみましょう。その後もう一度、舌の位置を確かめてください。上顎についていますか。実は、

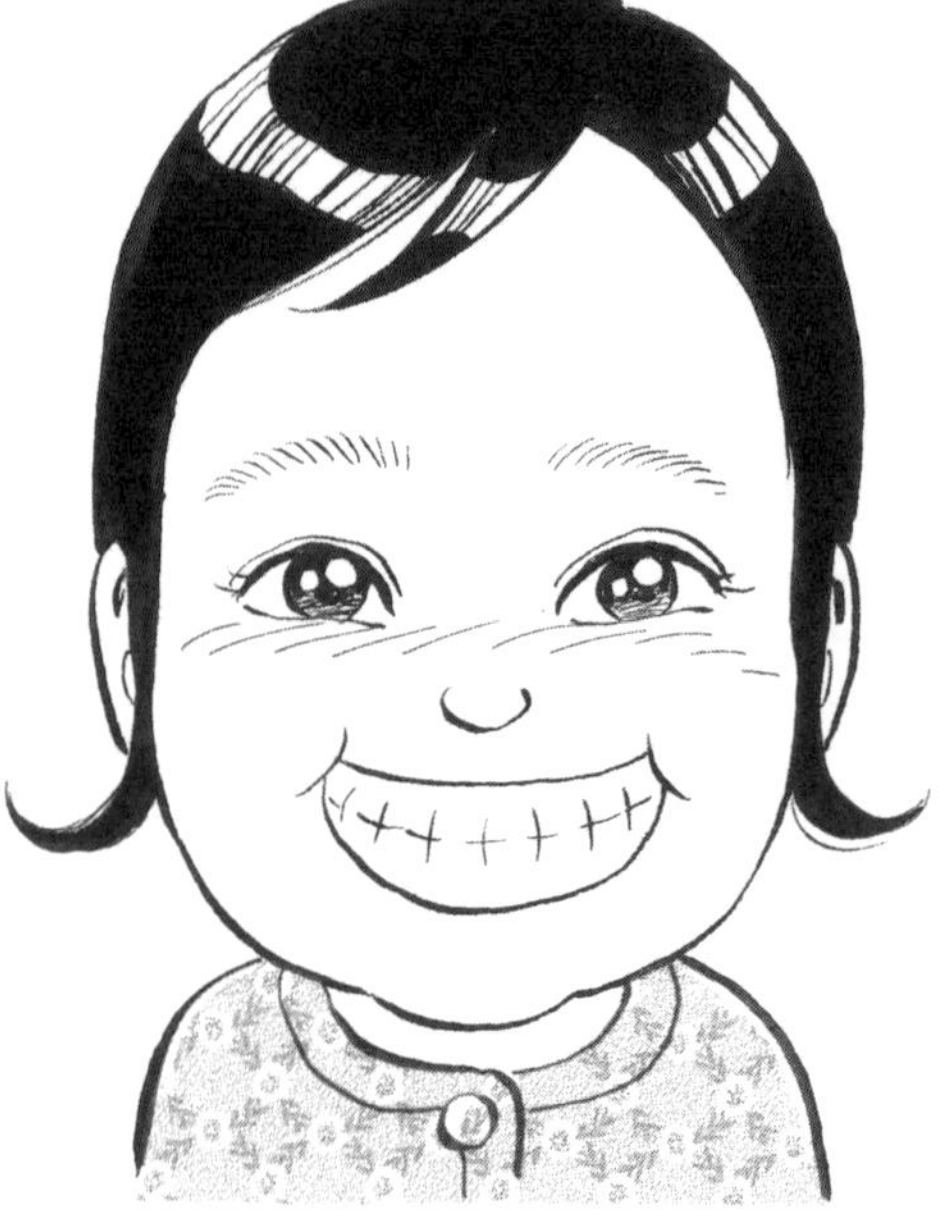

「い〜」と口を横に開く。前歯が見え、頬の筋肉が両方の耳の前に寄る感じがするくらいが目安。首に筋が浮くくらいがよい。

＊笑筋や口角挙筋など口まわりの筋肉はもちろん、首の筋肉である広頸筋も鍛えられる。

体操前に舌が上顎についていない方は、すでに舌が衰えてきているのです。最初から上顎についている方も油断しないでください。あいうべ体操でより強く上顎につくのがわかると思います。

あいうべ体操はどのくらい行えばいいのでしょうか。はじめは「あ・い・う・べ」をそれぞれ1秒程度の長さで行います。これを1日30セット行ってください。朝昼晩の食後に10セットずつ、というのもいいでしょう。湿気の多いお風呂でやるのは、うってつけといえます。寝る前にやれば、寝つきもよくなります。

慣れてきたらセット数を多くしてみてください。

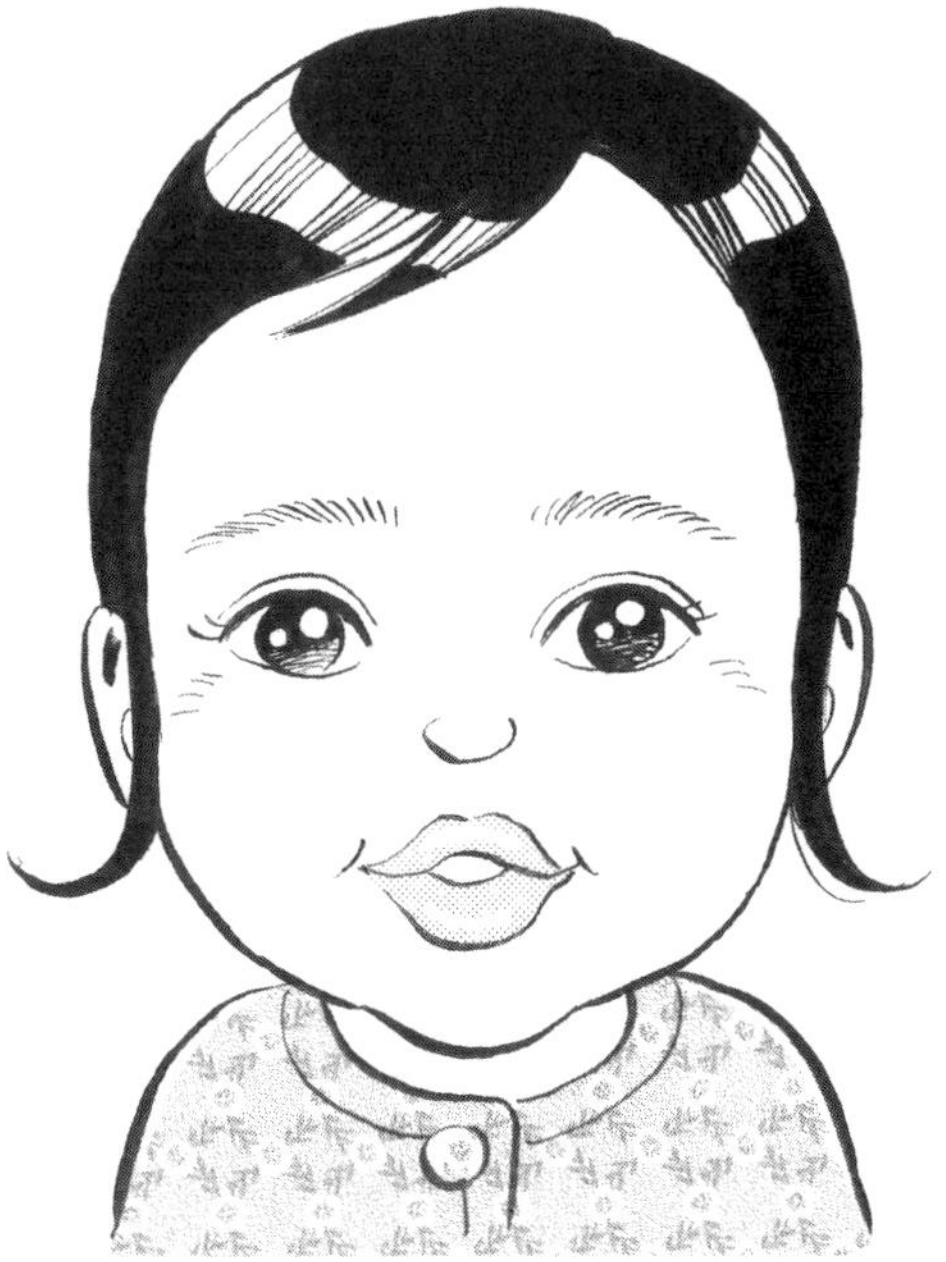

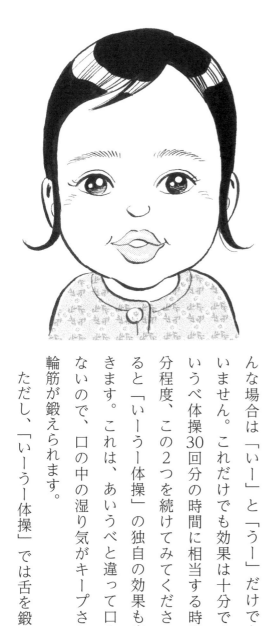

「う～」と口をとがらせる。
思いっきり唇を前に突き出すようにする。
＊口を閉じる動きに直接的に関わる口輪筋が鍛えられる。

「いーうー体操」や「あいうべ歯磨き」もおすすめ

あいうべ体操の4つの動作のうち「あ」と「べ」は口を大きく開くので、顎の関節を使うことになります。顎関節症などで、口を開けると痛む人には少々辛いかもしれません。そんな場合は「いー」と「うー」だけでもかまいません。これだけでも効果は十分です。あいうべ体操30回分の時間に相当する時間、3分程度、この2つを続けてみてください。すると「いーうー体操」の独自の効果も実感できます。これは、あいうべと違って口を開けないので、口の中の湿り気がキープされ、口輪筋が鍛えられます。

ただし、「いーうー体操」では舌を鍛えられ

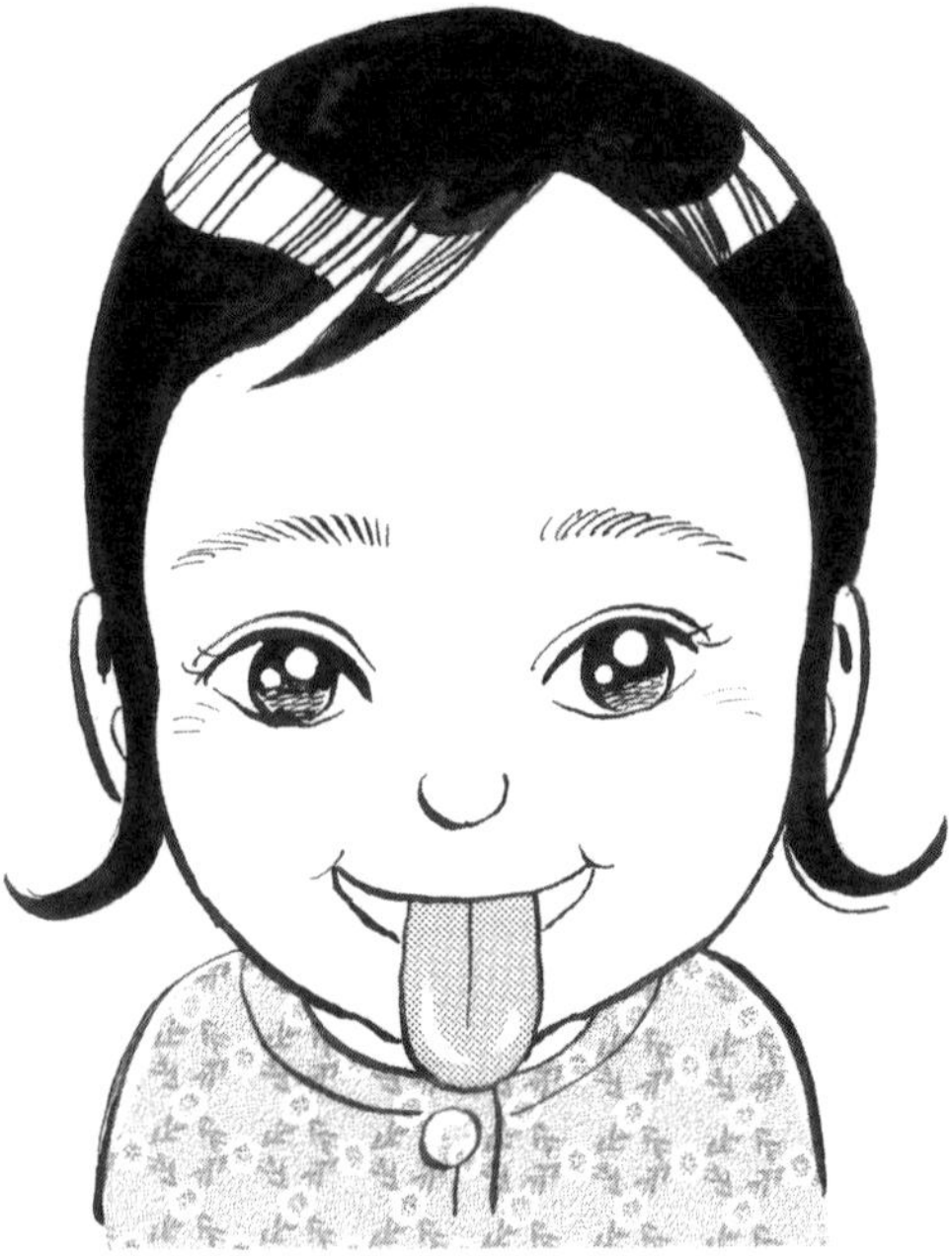

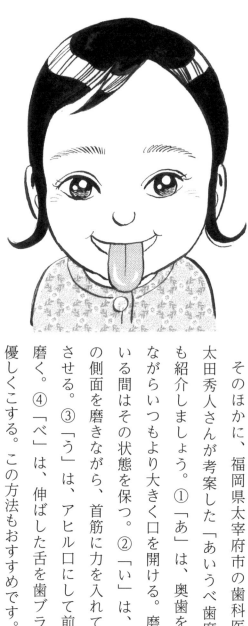

「べ〜」と舌を伸ばす。舌の先を下顎の先端まで伸ばすような気持ちで舌を出す。

＊外舌筋や内舌筋、舌骨舌筋、茎突舌筋など、舌先を出す角度を変えるとあらゆる舌筋が鍛えられる。

ません。それを補うのに次の体操はいかが。

一つ目は、「唇を閉じたまま前歯と唇の間で舌を左右に滑らせる」こと、二つ目は、「左右の頬の裏側に舌を押し付ける」ことです。一つ目は、1日30往復程度、二つ目は20往復くらい行えば、十分に舌を鍛えることができます。

そのほかに、福岡県太宰府市の歯科医師・太田秀人さんが考案した「あいうべ歯磨き」も紹介しましょう。①「あ」は、奥歯を磨きながらいつもより大きく口を開ける。磨いている間はその状態を保つ。②「い」は、奥歯の側面を磨きながら、首筋に力を入れて緊張させる。③「う」は、アヒル口にして前歯を磨く。④「べ」は、伸ばした舌を歯ブラシで優しくこする。この方法もおすすめです。

◆あいうべ体操レポート ―― 株式会社K-MET（東京都）

口腔トレーニングであいうべ体操を実践

株式会社K-MET（中村嘉奈子代表取締役）は、認知症予防のための音楽体操を展開しています。音楽体操とは、童謡・唱歌などの懐かしい歌を歌い、そのあとに歌に合わせて体操、脳トレなどで体を動かし、「脳活性・筋肉活性・心の安定」をはかるものです。右と左、上半身と下半身で異なる動作をするため、簡単にはできず、それがまた笑いを誘います。

さて、コロナ禍で活動できなかった音楽体操ですが、2021年5月、半年ぶりに神奈川県藤沢市のやすらぎ荘で開催されました。4曲が終わり、後半の最初に行われたのが「あいうべ体操」です。大きな声であ・い・うと発音し、最後に舌を出して「べ～」とやりました。これを数回繰り返したあとに、なんと、あいうべ体操を「かえるのうた」に合わせて、「あいうべあいうべ」と大きな声で歌いました。「誤嚥を防ぐために口腔、とくに舌の活性化は大事です。今後も続けます」と中村代表は話しています。

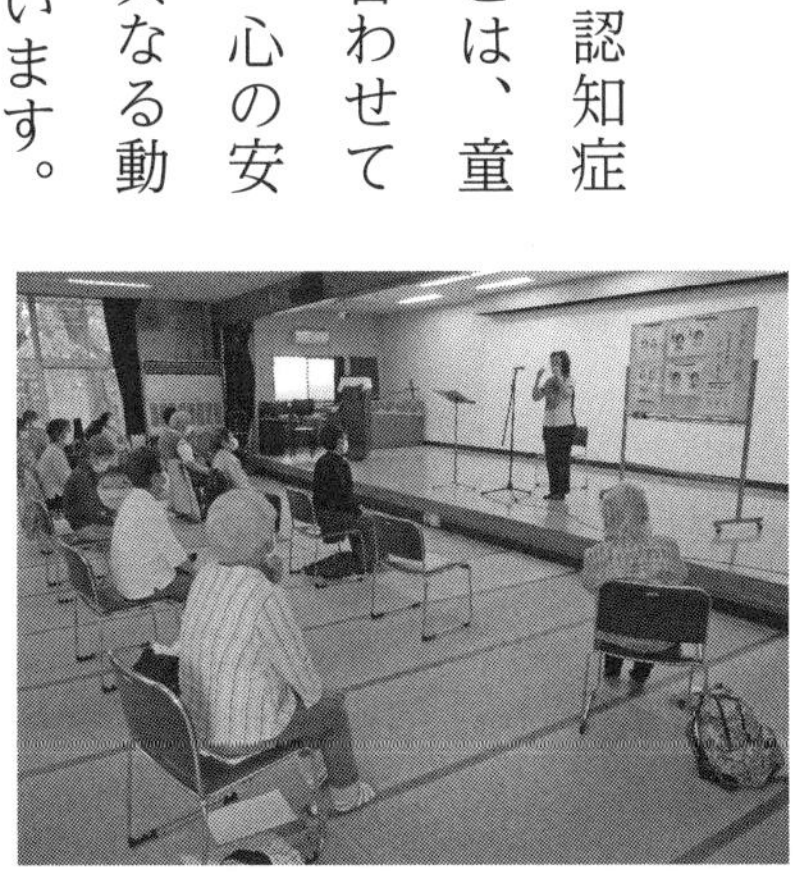
「あいうべ体操」を実践する中村嘉奈子代表

コロナ時代のウイルス撃退には鼻うがい

上咽頭の炎症を鼻うがいで治す

私たちが呼吸で体内に入れている空気の量は、1日1万リットル、重さにして15キロにもなります。呼吸回数は1日に2万回以上です。その空気には埃から細菌、ウイルスまでが含まれていて、鼻と気道がその汚れをきれいにする役目を担ってくれています。しかし、どうしても汚れがたまりやすいところがあります。それが上咽頭です。

汚れの滞留によって、上咽頭に炎症が起こります。その結果、鼻づまりや鼻水、肩こり、発熱、喉の痛みなどさまざまな症状が起こります。しかも、この上咽頭部分に普通のうがいでは水分が届きません。そこで、おすすめするのが、鼻うがいです。

鼻うがいは大量の液体を鼻の穴に流し込んで、反対の鼻の穴や口から出すものと思われるかもしれませんが、それができない場合は、1回につき5ミリリットルほどの少量でも効果があります。鼻から入れた液体が喉に落ちていくのがわかるくらいでかまいません。液体は口から出してもいいし、飲み込んでしまってもかまいません。生理食塩水を使えばしみることもありません。

鼻うがいのやり方　その1（スポイトでの洗浄）

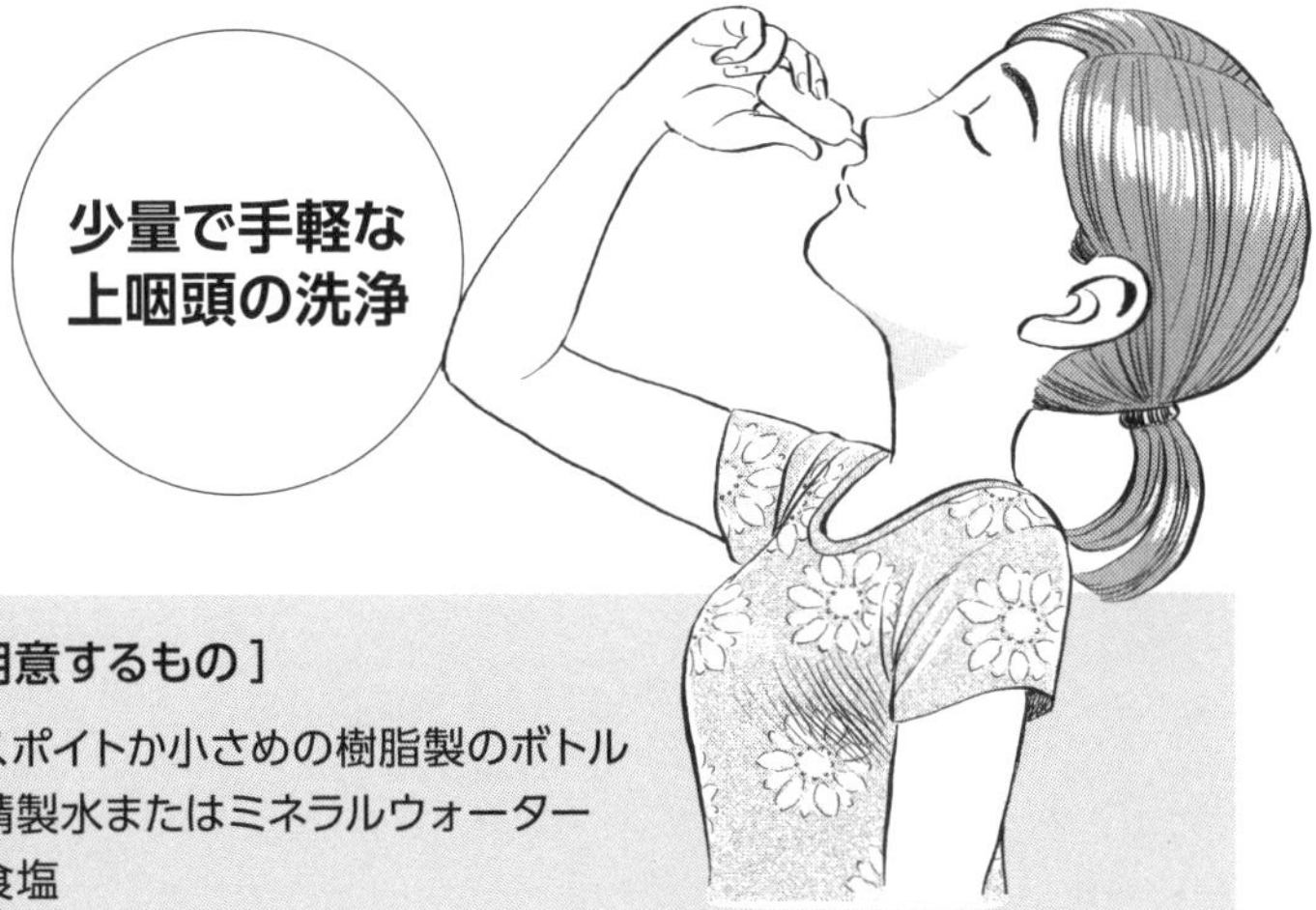

［用意するもの］

●スポイトか小さめの樹脂製のボトル
●精製水またはミネラルウォーター
●食塩

［やり方］

①精製水またはミネラルウォーター100ミリリットルに食塩1グラムを混ぜて、生理食塩水をつくる。

②5ミリリットル程度をスポイトに取る。

③頭を大きくうしろに傾ける。角度の目安は60度くらい。

④スポイトの生理食塩水を片方の鼻の穴から入れる。喉に落ちていくのがわかる程度。口から吐き出してもいいが、飲み込んでもかまわない。もう一方の鼻の穴でも繰り返す。

＊注意事項＊

- 1日に数回行うことを習慣づける。
- 生理食塩水は冷蔵庫で1週間は保存できる。
- 鼻うがいの直後は強く鼻をかまない。（まれに中耳炎を起こすことがある）

鼻うがいをすすめると、「痛くないですか？」という言葉が返ってきます。鼻に水を入れた経験があるからでしょう。しかし、真水だとしみますが、イラストの説明で示した生理食塩水を使えば大丈夫です。鼻の通りが悪いのも改善します。新型コロナウイルスの予防策としても鼻うがいは有効です。外から持ち込んだウイルスなどを家庭内にばらまかないという効果もあります。

鼻うがいのやり方　その2

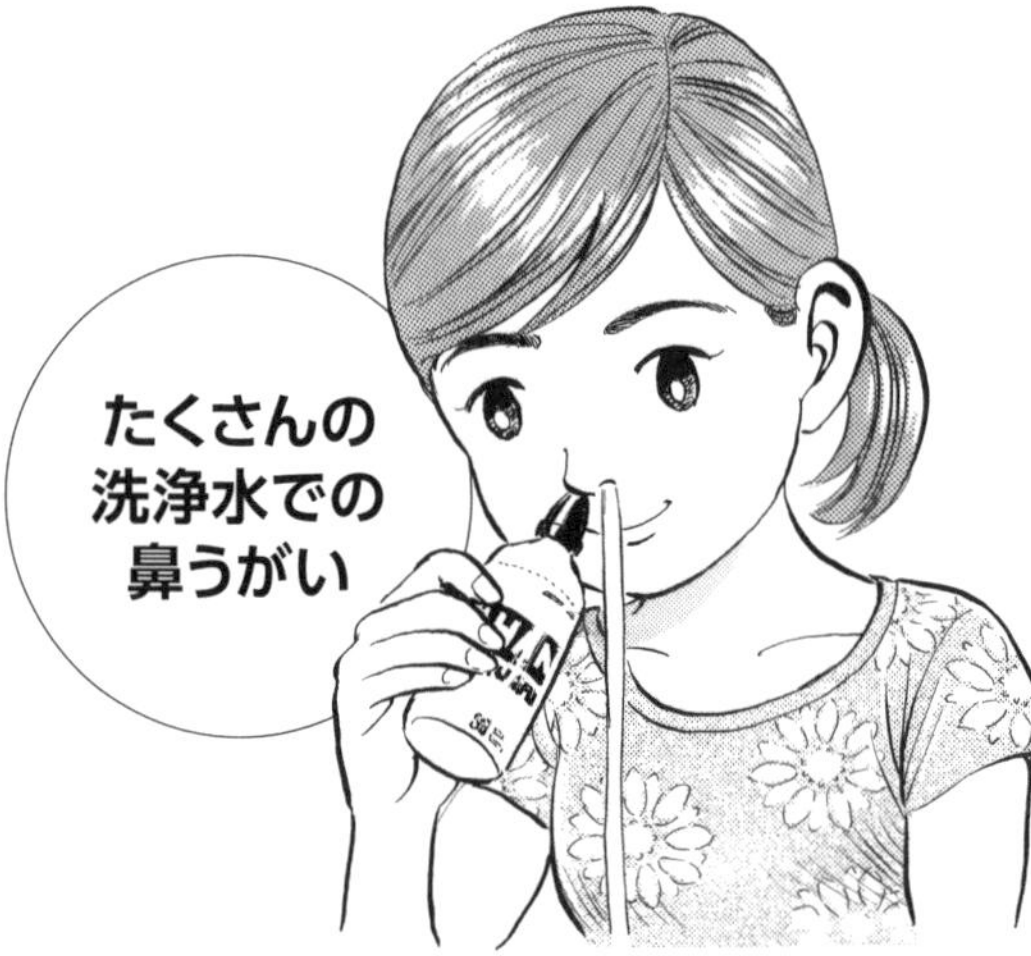

[用意するもの]

- 生理食塩水100～250ミリリットル
- 鼻うがいの容器（市販品を使うと便利）

[やり方]

①生理食塩水を容器に入れて、少し前かがみになりながら、片方の鼻から流し込み、反対の鼻の穴あるいは口から出す。

②このときに「えー」と発声しながらやると誤嚥を防ぐことができる。

③もう一方の鼻でも繰り返す。

④生理食塩水は飲み込んでもかまわない。

◆上咽頭洗浄レポート――AdaBio株式会社（群馬県）

梅エキスでの上咽頭洗浄

日本古来の健康食品である「梅エキス」には、インフルエンザウイルスがヒトの細胞に感染するのを防ぐ効果や、炎症が起きたときに「炎症性サイトカイン」の分泌を抑制する作用があることがわかっています。AdaBio株式会社が販売する「ミサトール リノローション」は上咽頭洗浄を行うことができる梅エキス商品で、医療機関でも使用されています。鼻うがいのあとに行うとより効果的で、やり方は、調製した梅エキスの洗浄液を仰向けに寝た状態で鼻の穴へ左右交互に入れます。通常であれば体液に近い濃さなので、しみません。

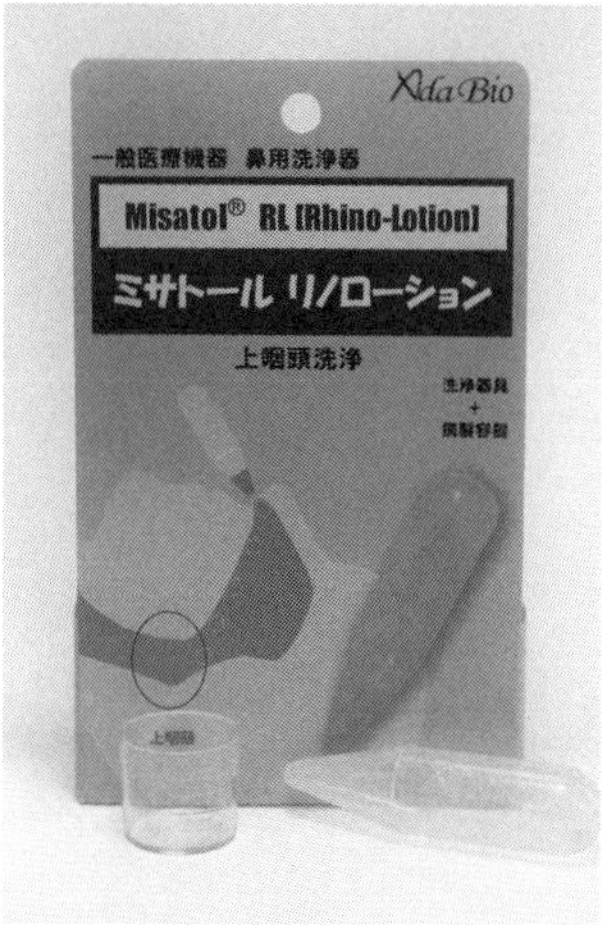

ミサトール　リノローション
（洗浄器具、調製容器）

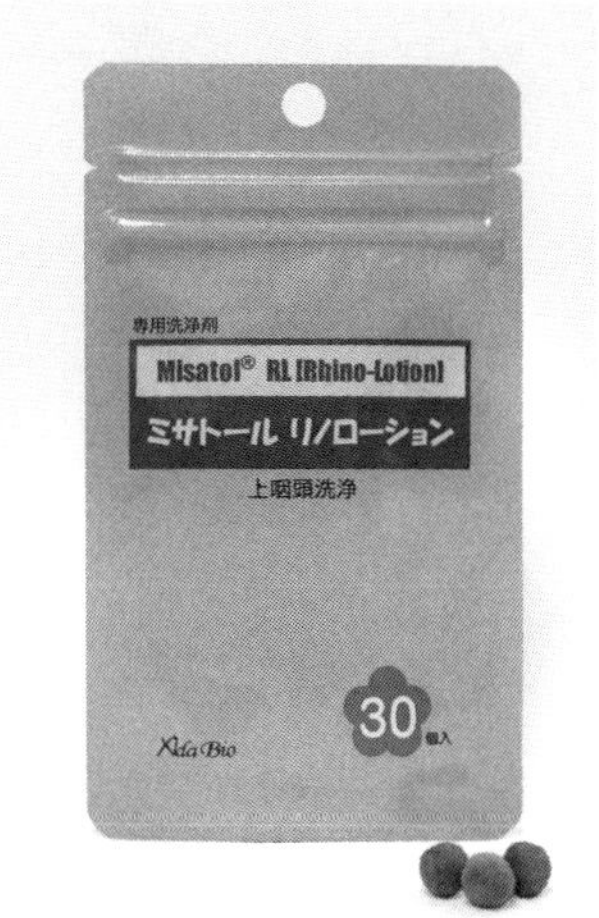

専用洗浄剤（30個入）

コロナ後遺症対策は上咽頭治療とマウステープ

感染して数週間後に現れる倦怠感などの症状

新型コロナウイルス感染の後遺症（コロナ後遺症）を知っていますか。コロナに感染したときにはそれほど症状がなかったにもかかわらず、数週間経ってから極度の倦怠感や脱毛、体痛、集中力低下といった症状が出てくることがあります。重症の場合は、筋痛性脳脊髄炎や慢性疲労症候群と診断され、長期間悩まされることがあります。海外ではコロナ後遺症の辛い症状により自殺をした人の報道がありました。なぜこのような現象が起こるのでしょうか。さまざまな仮説が立てられていますが、いまだはっきりとしたメカニズムは解明されていません。みらいクリニックでの経験をお話ししましょう。

上咽頭がひどい炎症を起こしている

コロナ後遺症の人の上咽頭（51ページ参照）を内視鏡で観察すると、ひどい炎症を起こしています。上咽頭はＰＣＲ検査で検体を採取する部位で、そこからウイルスが体内に侵入し増殖するのです。ここの炎症が続くと、あるときコロナ後遺症として出現する可能性があります。これまで診察したコロナ後遺症では、すべての人に上咽頭に炎症が見られました。全員が中等度以上の上咽頭炎を引き起こしていたのです。逆に回復後も後遺症を発症しなかった人の上咽頭では、炎症所見がありませんでした。急性の上咽頭炎が長引いてしまい、いつの間にか慢性上咽頭炎となりさまざまな免疫異常、自律神経失調を引き起こしているようです。治療は上咽頭擦過療法（EAT、以前はBスポット療法）を行います。重症コロナ後遺症と、後遺症のなかった患者さんの実際の内視鏡画像を見比べてみると一目瞭然です。コロナ後遺症の人は多量の出血があります。

コロナにかかったときもマウステープや鼻うがい

上咽頭は鼻の奥に存在しますが、コロナ後遺症で上咽頭に炎症があっても鼻汁、後鼻漏といった鼻咽頭症状を自覚している人は半数に満たないのです。よもや鼻の奥にひどい炎症が存在するとは思ってもみません。ですから治療が遅れてしまう可能性があるのです。コロナにかからないことがいちばんですが、万が一かかった場合に炎症を長引かせないためにもマウステープや鼻うがいといった対処法を講じておく必要があります。

私もマウステープ愛用者④

マウステープを愛用して1年半、こんなに口が潤うなんて！

服部未佳さん（アナウンサー）

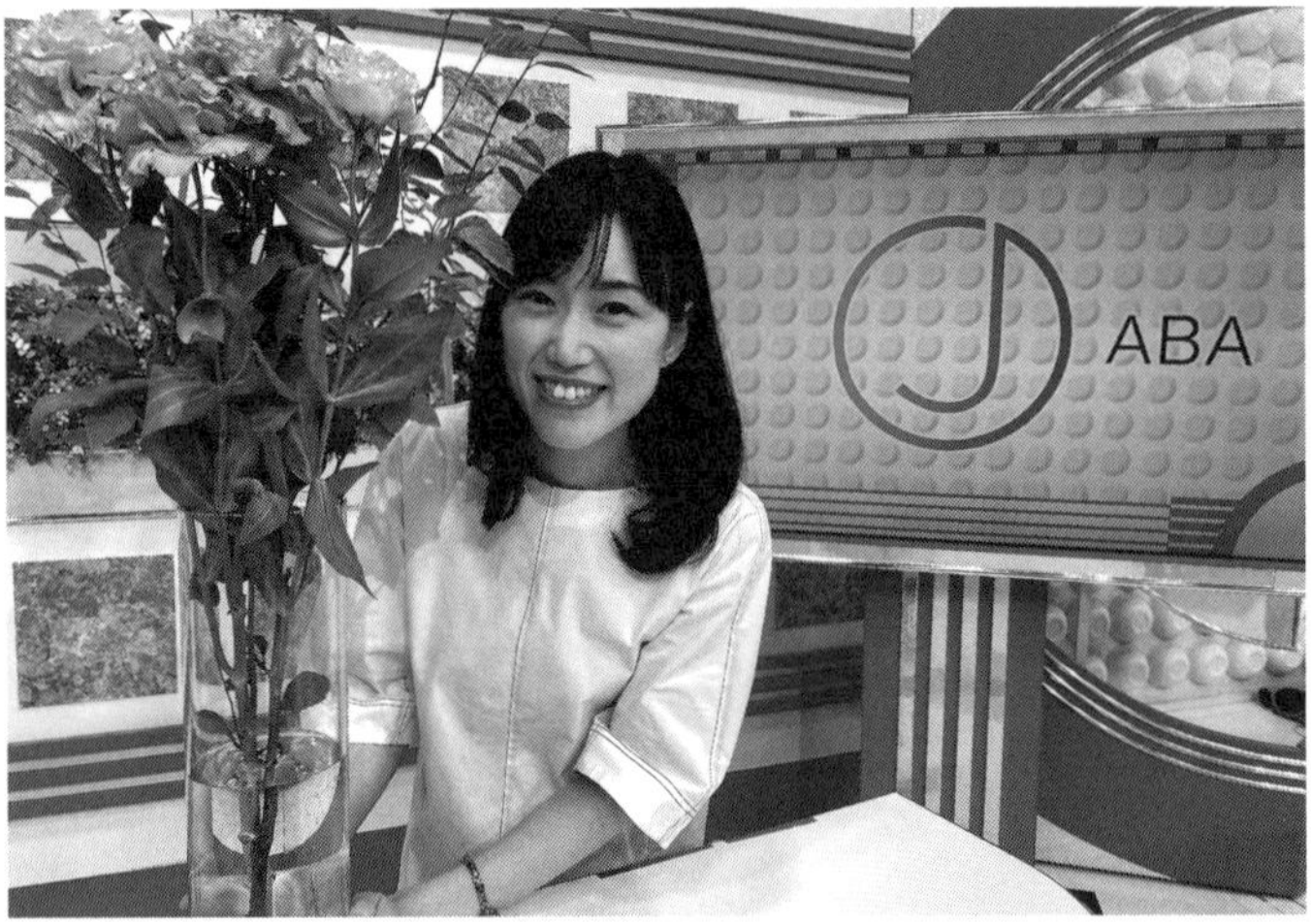

ニューススタジオでの服部さん（「スーパーＪチャンネルABA」青森朝日放送）

青森朝日放送でアナウンサーや記者を務め、全国区のテレビでもリポーターとして活躍するなど、その名が広く知られつつある服部未佳さん。２０２０年の夏、服部さんがマウステープを貼って就寝する映像が全国に流れ、視聴者を驚かせました。マウステープとどのように関わっているのか、服部さんに聞きました。

●服部未佳
１９９３年新潟県生まれ。金城学院大学人間科学部卒業。２０１７年青森朝日放送入社。特技は手話で、趣味はラジオ体操。ピアノを弾くことでストレスを発散している。

朝起きると口がカラカラに乾いていた

服部さんがマウステープと出合ったのは、２０１９年秋頃です。朝起きると口が乾いていることを、歯科の主治医で息育指導士でもある熊谷拓先生（青森市　熊谷歯科医院）に相談したところ、「寝ているときに口呼吸になっている可能性があるので、試しにマウステープを貼ってみたら」とすすめられたのです。小さい頃から、口をポカンと開けていると、「みっともないから気をつけなさい」といわれて育った服部さんは、自分では口呼吸をしていないつもりでした。口呼吸をすると健康によくないと思っていた服部さんは、意識して鼻呼吸をするようにしていました。もちろん寝ているときも鼻呼吸をしていると思っていたのですが、熊谷先生の説明に思い当たることがあり、「もしかしたら寝ているときに口呼吸をしているかもしれない。テープは安いし、簡単だし、やって損はないかな」くらいの軽い気持ちでマウステープを始めてみたといいます。それまではアナウンサー仲間の常識として、夜寝るときはマスクをして寝ていました。それなのに口は乾いていて、何よりマスクで肌が荒れるのが悩みでした。

マウステープで口内炎ができなくなった

マウステープを使い始めた服部さんが、まず実感したのが「こんなに口が潤って目覚めることがあるんだ」ということです。冬には喉を痛めることが多かったのですが、マウステープを使うようになってからは、喉のトラブルも起こっていません。そして服部さんが驚いたのが「口内炎ができなくなったこと」です。月に2回は口内炎ができてしまい、時には同時に2か所もできたことがあり、服部さんの仕事の支障になっていました。それがいまではマウステープのおかげで、口内炎で悩むこともなくなったそうです。

マウステープ姿が全国に放送された

マウステープを始めてしばらくして、服部さんは「女性アナウンサーの実態調査」がテーマの全国放送の取材を受けることになりました。マウステープの話を聞いた局のプロデューサーから「それ面白いね。撮影してきて」といわれた服部さんは、マウステープを3枚貼って寝る姿を自分で撮影し、それが全国に放送されたのです。

放送後、青森県だけでなく全国の視聴者から多くの反応があり、「自分も貼ってみる」「どんなテープを使っているの?」などの問い合わせがあり、その反響の大きさに驚いたそうです。

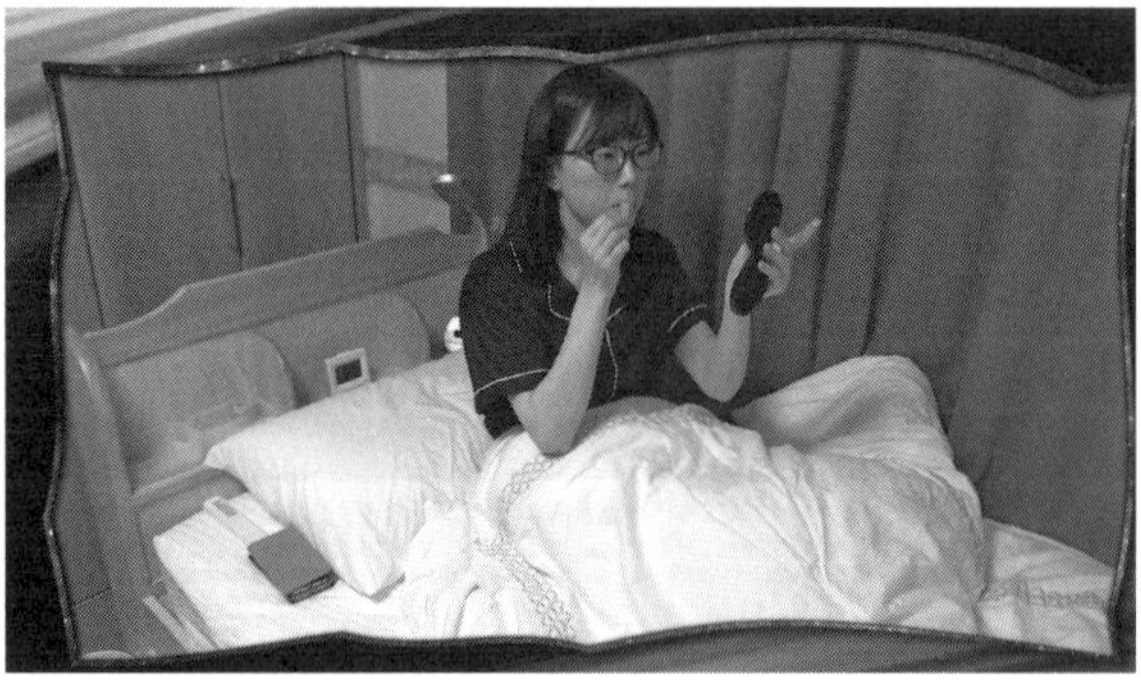

マウステープを貼って寝る姿を自ら撮影
(「ノブナカなんなん?」テレビ朝日)

口の中が潤い、唇の乾燥がなくなった

マウステープの効果を実感した服部さんは、アナウンサー仲間にもすすめています。服部さんは「マスクをすれば大丈夫と思っている人も多いのですが、それでは根本的な解決になりません。マスクをしながら口呼吸をしていると、喉を痛めてしまいます。マウステープを1年半続けてみて、口は潤うし、喉の調子もよく、鼻呼吸って大事なんだなと思います。マスクをやめたら肌荒れも減りました。また、以前は唇が乾燥してなめる癖がありましたが、それもなくなりました」と嬉しそうに話してくれました。

服部さんのマウステープの貼り方

服部さんが使っているのは薄いピンクの医療用テープ。それを鏡とともに枕元に置いて、貼って寝るのを忘れないようにしています。リップクリームをたっぷり唇にぬって寝たい服部さんが工夫している貼り方は、ラップを使うこと。ラップを口の形にカットし、それをパックするように口に貼って、その上からテープを貼ります。これで朝までテープははがれないそうです。

うっかり貼るのを忘れて寝てしまうと、その違いに気づかされます。「口の乾きだけでなく、朝の目覚めが違うんです。私のように口呼吸をしているのに鼻呼吸ができていると思い込んでいることが怖いですね。マウステープは安く売っていて、とても簡単なので、まずは試してみてほしい」。服部さんはそう話しています。

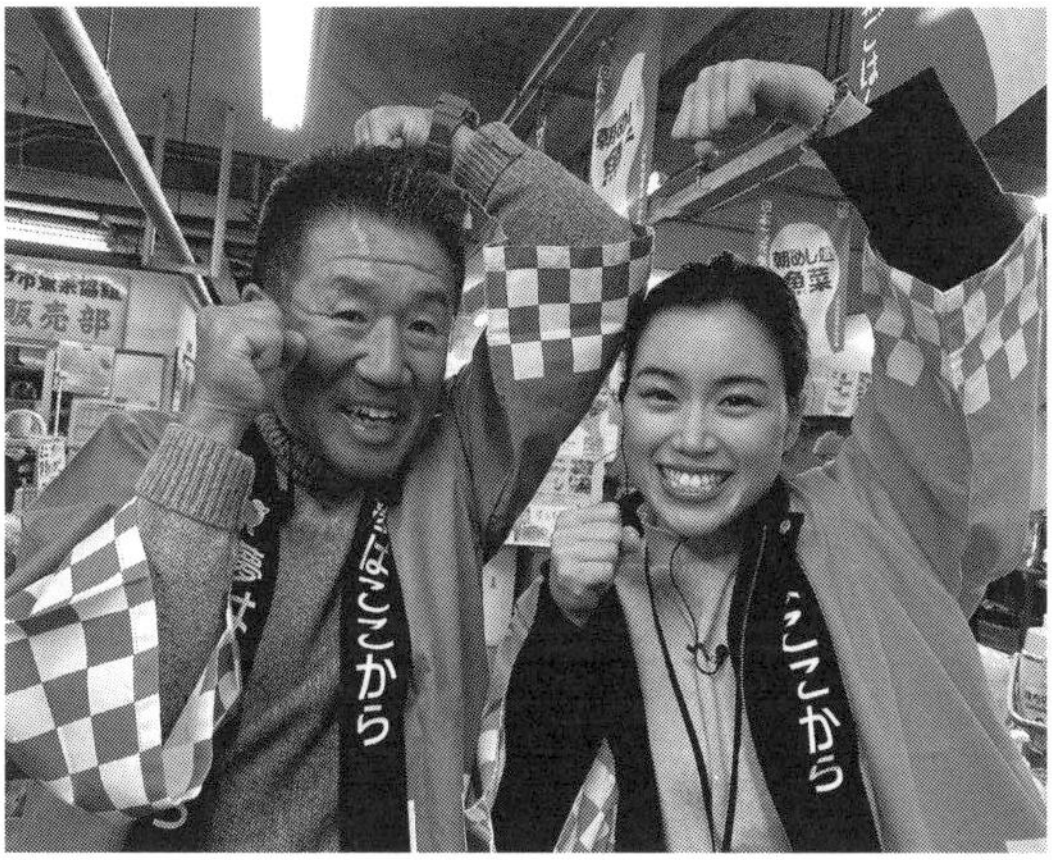

ラッシャー板前さんと青森魚菜センターから生中継
（「朝だ！生です旅サラダ」朝日放送テレビ）

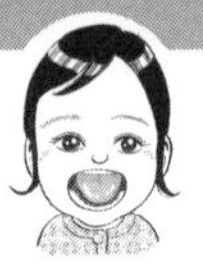

いびきが消えて夫も驚く

大学病院にいた頃、麻酔の研修でお世話になった医師のN先生（60代女性）は、どこの歯科医院に行っても歯周病がなかなか改善しなかったそうです。いまは私の歯科医院に通院されていますが、食事のあとには必ず歯磨きをしているのに歯ぐきが腫れ、歯には着色がありました。これは口呼吸のサインなので、すぐにマウステープをおすすめしました。

N先生は夜寝るときに「いびき」があったそうですが、マウステープを貼った晩から、ご主人が心配するほどいびきが静かになったのだそうです。また上の血圧が10㎜Hgほど下がり、もちろん歯肉も腫れなくなり、歯周病の症状も安定しています。

70代のご夫婦は、マウステープでご主人のいびきが静かになり、「あんまり静かに寝ているので、ときどき、つついて安否確認をしています」とおっしゃっています。

年齢が上がると舌や喉の筋力が弱くなり、男女関係なくいびきをかくようになりますが、女性のいびきや睡眠時無呼吸症候群は見過ごされがちです。いびきは低酸素状態で寝ているということです。睡眠時にマウステープを使うと、下顎と舌が上がり、舌が気道をふさぐのを防ぐので、いびきや低酸素状態を改善することができるのです。

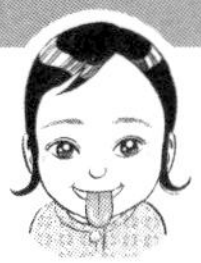

テープ1枚が安眠のお守りになる

久しぶりに歯のクリーニングで来院した40代の男性の患者さんは、下の前歯の唇側に歯石がたくさんつき、歯肉も腫れていました。これは口呼吸をしている証拠で、この患者さんは下の顎が小さく、いびきや睡眠時無呼吸症候群を起こしやすい骨格をしていました。一緒に来院した奥様に聞くと、「結婚したときから、いびきがひどいんです」とのこと。さっそく、マウステープを使ってもらったところ、奥様が驚くほど、いびきが改善したとのことでした。そして患者さんからは「これまでは、昼間、突然眠気に襲われることがあったんです。それがいまでは全然眠くならないし、朝起きたときも疲れが取れています。『しっかり眠れた』というのはこういうことなんだ、と生まれて初めて実感しています」とのことでした。

睡眠時無呼吸症候群があると、昼間、突然眠くなり、車の事故を起こしてしまうことがあります。アメリカでは、睡眠時無呼吸症候群のために、年間約1000人が、自動車事故の犠牲になっているという報告もあります。マウステープを使うと、いびきが改善し、睡眠中の無呼吸の回数が減ることがわかってきています。

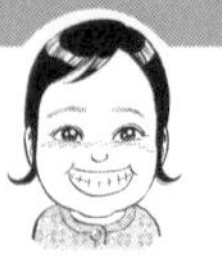

口の乾きや喉のイガイガの悩み解消

〝夜中や朝起きたときに口が乾く〟〝喉がイガイガする〟という悩みを抱えている患者さんは多く、口呼吸が原因のことが多いので、そんな方にはマウステープをおすすめしています。テープを使ってもらうと、「朝起きても口が乾いていない。喉が痛くならず痰もからまない」などとおっしゃいます。内科などで口の乾きを相談すると、「更年期だから」とか「年のせいで唾液が出にくくなるから」などといわれてしまうようです。私の歯科医院でも、マウステープの効果を知る前は唾液腺マッサージをすすめていましたが、いまではそれに加えて、あいうべ体操とマウステープもおすすめしています。あいうべ体操をして舌を動かすことで唾液が出やすくなり、口の粘膜が乾きにくくなります。

　睡眠時のマウステープで口の乾きがよくなる方は、更年期のせいで唾液が出なくなったのではなく、寝ているときに口呼吸をしていて、口の中が乾燥していたのです。マウステープは、唾液が出にくくなる病気であるシェーグレン症候群の患者さんにもお使いいただいています。唾液が少なくなると、虫歯や歯周病を進行させるだけでなく、口の中の細菌が増えるので、ウイルス感染や誤嚥性肺炎を引き起こす原因にもなります。

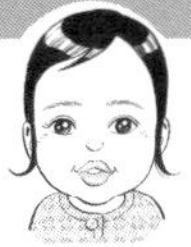

脳への酸素量が不足すると夜間の頻尿に！

年齢が上がると男女を問わず、夜のトイレの回数が増える夜間頻尿になる方が増えてきます。70代の女性の患者さんは口の乾きといびきがあったので、マウステープをおすすめしたところ、「夜は4、5回トイレに行っていたのが、テープを使ったその晩から1回になりました。6時間も続けて寝られたのは何年かぶりでした」と喜ばれました。

夜間頻尿は、糖尿病や薬の影響、前立腺肥大などで起こるといわれますが、口呼吸やいびき、睡眠時無呼吸症候群などがあると、脳への酸素の供給が少なくなり、体を回る血液量が増えて心臓に負担がかかるため、この血液量を減らそうとして利尿ホルモン（尿をつくらせるホルモン）が多く出され、頻尿になるといわれています。マウステープを貼って寝ると鼻呼吸になり、脳に十分な酸素が供給されるので、夜のトイレの回数が減るのです。男性の頻尿は前立腺肥大の影響が大きいと思っていましたが、夜3回もトイレに起きていた70代の男性も、マウステープでトイレの回数が1回になったといいます。夜間頻尿の薬を出されていた96歳の女性も「マウステープを使い始めたその晩からトイレの回数が減って、本当に助かっている」と喜んでくださっています。

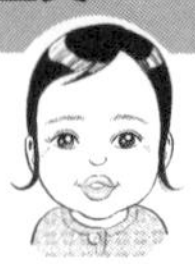

口が臭いなんていわせない！

自分ではなかなか気がつかない口臭。家族から口臭を指摘されて来院される患者さんも多いのです。患者さんは「歯も磨いているし、入れ歯も磨いて、洗浄剤も使っています。それでも口臭があるといわれるんです」と辛そうにおっしゃいます。虫歯や歯周病、呼吸器系の病気、消化器系の病気、糖尿病などでも口臭は起こりますが、病気がないのに口臭がある方は口呼吸が原因かもしれません。口呼吸をすると、唾液が粘っこくなり、唾液の殺菌作用が落ちて細菌が増えてきます。また唾液が粘っこくなると、歯の汚れを落とす作用（自浄作用）が低下するので、これも口臭の原因となります。マウステープを使うと、寝ている間の唾液の乾燥を防ぐことができるので口臭の予防につながります。

「朝起きたときの子どもの口臭が気になる」と小学校5年生の女の子を連れてきたお母さんがいました。このお子さんは口呼吸で歯肉炎や花粉症がありました。歯石を取り、あいうべ体操とマウステープを始めてもらったところ、1週間後に来院したときには、歯肉の腫れはよくなり、口臭も気にならなくなったそうです。また、寝起きがよくないのに「ああ、よく眠れた」といって起きてくることに、お母さんは驚いていました。

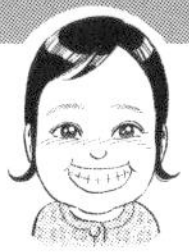

詰まりやすかった鼻がすっきり！

口呼吸をしている患者さんの中には、「私はアレルギー性鼻炎で鼻が詰まるから、口呼吸をするのは仕方がない」と思っている方も多いようです。初診のときの問診表に「アレルギー性鼻炎の薬を内服している」と記入する方は多く、口呼吸の結果、歯石がつきやすくなり、歯周病が進みやすくなっている方もいます。

アレルギー性鼻炎のあった20代の女性の患者さんは、口の乾燥予防に、マウステープを使ったところ、2週間ほどで両方の鼻が通るようになり、薬を飲まなくても済むようになりました。

40代の男性も鼻が詰まりやすく口呼吸だったので、マウステープをおすすめしてみました。「テープを貼るなんて、寝ているときに苦しくならないかな？」と心配しながら始めたそうですが、結果は逆で「朝起きたときからすっきりと両方の鼻が通っているんです。寝ているときにテープを使っていても全然苦しくないです」といっていました。

鼻の形状や遺伝的原因で、どうしても鼻づまりが改善しない場合もありますが、マウステープを続けることで、鼻炎のある方でも鼻が通るケースを何例もみてきました。

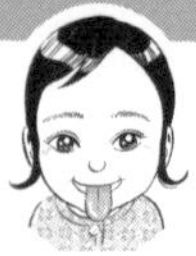

意外に多い低位舌が原因の口内炎

小さい頃から歯の治療で通院していたTさん（19歳女性）。高校卒業後は東京で働いています。Tさんは舌の痛みが2週間ほど続いたため、内科を受診。舌痛症と診断されて、心配したお母さんから相談を受けました。舌痛症とは舌自体には問題がないのに、舌に痛みやしびれを感じる心因性の病気のことをいいます。実家から離れ、慣れない仕事によるストレスから舌痛症になったのかと考えましたが、彼女の歯並びを思い出し、もしかしたら舌痛症ではなく、ただの口内炎ではないかと思い当たりました。彼女の下の前歯は重なって生えている叢生《そうせい》で、低位舌で舌の先端が歯に当たると、口内炎ができやすく、治りにくくなるのです。お母さんを通じて彼女に、低位舌に気をつけることとマウステープを使うことをすすめました。口内炎ならマウステープと舌の位置で治ります。またもし舌痛症でもマウステープで鼻呼吸になれば、メンタル面の改善が望めます。

するとl週間もしないうちに、舌の痛みがなくなったとお母さんから報告が入りました。Tさんの舌の痛みは口内炎の痛みだったのです。次に帰省したときにTさんを診察。口の中はきれいに治っていました。リモートで口内炎を治してしまったのです。

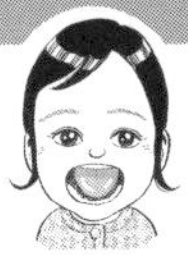

原因がわからないかゆみや湿疹も改善

マウステープを貼ることで、原因がわからないかゆみや湿疹が改善することがあります。50代女性のKさんは、叔母さん（70代）の体にかゆみが出て皮膚科の軟膏をぬっても治らないので、マウステープをすすめました。Kさんもマウステープを使っていて、そのときに「皮膚のかゆみや湿疹が改善することがある」と聞いていたからです。「叔母は、マウステープを使ったら、薬をぬらなくても体のかゆみが治まり、とても楽になったと喜んでいます」と報告してくれました。口呼吸をすると、皮膚にかゆみや湿疹が出ることがあるのです。

60代女性のHさんは、両腕に湿疹があったのでたずねてみると、「更年期になると体質が変わるから仕方ないとかかりつけ医にいわれた」と諦めていました。彼女も口呼吸があったので、マウステープを使ってもらったところ、間もなく湿疹は出なくなりました。

50代女性のMさんは、頭皮に湿疹ができ、皮膚科の軟膏をぬってもなかなか治らないと悩んでいました。マウステープを使ってもらったところ、2週間で湿疹が出なくなり、とても喜ばれました。皆さん、その後もずっとマウステープを継続しているとのことです。

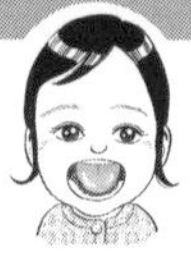

慢性的な乾癬が改善して薬いらず

尋常性乾癬《じんじょうせいかんせん》は治りにくい皮膚の病気で、遺伝的要素にストレスや感染症などが加わると発症するといわれていますが、原因はまだはっきりわかっていません。皮膚が赤くなったり、盛り上がったり、カサカサしてはがれ落ちたりするなどの症状が見られ、標準治療にはステロイドなど外用療法、内服療法、光線療法、抗体療法などがあります。乾癬も、口呼吸を鼻呼吸に変えることで症状が改善することがあります。

歯の治療に来られた糖尿病のあるＴさん（60代男性）。最近、ヘモグロビンＡ１ｃの数値が上がり、糖尿病が悪化したといいます。この方は歯ぐきが腫れていたので口呼吸をしていると判断し、マウステープを使ってもらいました。

口呼吸があると歯周病が進み、歯肉の炎症により生成される化学物質の影響で血糖値が上がりやすくなるのです。そしてふとＴさんの腕をみると乾癬の症状がありました。マウステープを続けてもらった結果、１か月ほどで腕とお腹にあった乾癬の症状が出なくなったといいます。この方の乾癬は、口呼吸から鼻呼吸に変えることで症状が改善したのでした。

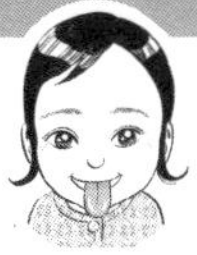

コロナ最前線で働く保健師を悩ます頭痛・肩こり

自治体の保健師として働く50代の女性の患者さんは、私の講演がきっかけで、来院してくれています。彼女には、体が疲れるといつも炎症を起こす歯がありましたが、歯周病治療に加えて、マウステープを使っていただくことで、症状は安定し、炎症も起こさなくなっていました。

彼女から、新型コロナワクチンの担当をしていると聞いていたので、仕事が大変で、また歯の炎症を起こすのではないかと心配していたところ、やはり急患で来院されました。ところが歯の痛みの原因はほかにもあったのです。「ワクチン接種の準備は大変でしたが、ずっと調子がよかったんです。それが1週間前にテープが終わってしまったんです。テープをしないで寝ていたら、朝起きても疲れが取れないし、肩はこるし、頭痛もしてきて。とうとう歯も痛くなってしまったので受診しました」。

マウステープを使い始める前は、いつも疲れやすく、週の後半になると、頭痛や肩こりも起こっていたそうです。彼女は「マウステープが私の体と歯を安定させていたんですね」とおっしゃっています。

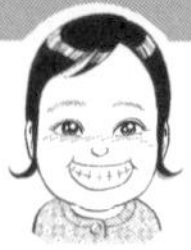

よく歯磨きしているのに着色してしまう歯

ふだんから時間をかけて歯を磨き、歯医者さんでクリーニングも受けているのに、しばらくするとすぐに歯に色がついてしまう方は、口呼吸をしているかもしれません。口呼吸をしていると、乾いた空気が直接歯に当たり、表面の汚れが乾燥し薄い歯石となり、そこにコーヒーや食べ物の色がつきやすくなるのです。「私はコーヒーを飲むから、ワインを飲むから、歯に色がつきやすい」という方がいらっしゃいますが、前歯だけに色がついていれば、それは口呼吸をしている証拠です。

国際線のキャビンアテンダントをしていたEさん（30代女性）も、いつも丁寧に歯を磨いてフロスもしているのに、歯のクリーニングのたびに前歯の表面に色がつき、歯石もありました。彼女は「ワインをよく飲むから」とおっしゃり、口呼吸の自覚症状はありませんでしたが、マウステープをおすすめしたところ、歯に色がつきにくくなり、歯石もあまりつかなくなりました。この変化はEさん自身もお気づきになっていて、「私のクリーニングの時間、3分の1くらいになりましたよね。私、知らないうちに口呼吸をしていたんですね」とおっしゃっています。

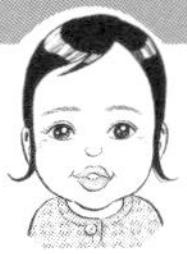

春と秋のひどい花粉症が出なくなった

花粉症で悩む方は多いのではないでしょうか？　口呼吸対策のためにマウステープを続けている患者さんから、「テープを貼って寝ると花粉症が楽になるね。今年はほとんど症状がなくて、薬も飲まなくて済んだよ」といわれることがよくあります。

夜はマウステープを使って、昼間は低位舌にならないように意識していただくと、花粉症が出なくなる方がたくさんいます。「まわりの人が、みんな花粉症でくしゃみをしているのに、私だけは平気なので『あなたはどうして花粉症が出なくなったの？　教えて』とよく聞かれます」と嬉しそうに話してくれた患者さんもいます。

口呼吸といびき対策のためにマウステープを使っていた60代の男性の患者さんは、いびきが改善したばかりでなく、春と秋にあったひどい花粉症も出なくなったそうです。花粉症があると鼻が詰まって口呼吸になり、お口のトラブルにもつながります。

新型コロナウイルス感染症の蔓延《まんえん》で、人前でくしゃみをしただけでもにらまれる世の中になりました。だれにでもできる簡単な花粉症対策、皆さんもやってみてはいかがでしょうか？

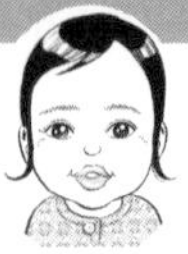

アトピー肌がツルツル肌に変わった

虫歯の治療で来院した20代の男性の患者さんは、顔にアトピー性皮膚炎があり、皮膚科からもらった軟膏をぬっていましたが、アトピー性皮膚炎特有のカサカサした肌をしていました。口が乾きやすく虫歯も多かったので、低位舌にならないよう意識してもらい、夜はマウステープを使ってもらうことにしました。

使い始めて2週間ほどで、肌のカサカサがなくなり、軟膏をぬらなくてもよくなったそうで、1か月後にはツルツルした肌になっていました。アトピー性皮膚炎も扁桃病巣感染症によって悪化していることがあるのです。

虫歯の治療で来院した小学校6年生の女の子は、アトピー性皮膚炎がひどく、手は赤くひび割れていました。保育園の頃から症状が出るたびにステロイドの軟膏が出されていたそうです。たまたま待合室に貼ってあった西日本新聞の〝口閉じテープでアトピー性皮膚炎が改善〟という内容の記事を見て、「私もやってみたい」ということで、マウステープとあいうべ体操を始めました。2週間後には手のひび割れはなくなり、1か月後の治療のときには手の症状はほとんど見られませんでした（13ページ参照）。

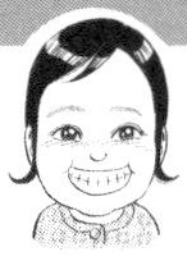

口の中の乾燥がきっかけとなる喘息

新型コロナウイルス感染症が流行り始めた頃、お子さんの歯の治療に付き添って来ていた若いお母さんが咳き込んでいました。なかなか咳が止まらないお母さんは、「違うんです、これ、違うんです」と一生懸命にいっているので、何のことかと思ったら、「この咳はコロナの咳じゃないんです」といっていたのです。この頃から風邪や花粉症のある人が人前でうっかり咳やくしゃみをすると、まわりの人からにらまれるということが起こり始めていました。この方は「毎年、年に何回か季節の変わり目になると喘息発作が出る。病院から薬をもらっているが、いったん咳が出ると止まらなくなる。あまりに咳き込みすぎて、一度、肋骨が折れたこともある」といいます。

口呼吸があると、乾いた空気がダイレクトに気管に入るため、咳が出やすくなります。また喉の奥のリンパ組織が正常に働かなくなり、アレルギー反応の1つとして喘息を起こします。この方にもマウステープをおすすめしたところ、それから1年以上、季節の変わり目になっても、まったく喘息発作が出ていないとのことでした。人前で咳をすることもなく、肩身の狭い思いをしなくても済んでいるそうです。

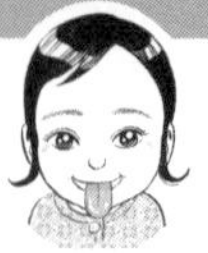

この冬は風邪も引かないし喘息も出ない

「この間、喘息の発作を起こして死にそうな思いをしました」と話された60代の女性の患者さん。口呼吸があり、口の中は乾きやすく、歯周病が進みやすい状態だったので、さっそくマウステープを使ってもらいました。3か月後、歯のクリーニングで来院した患者さんの歯肉の状態は安定しており、喘息の具合を聞いてみると、「あっ、そういえば、あれから一度も喘息が出ていません。この冬は風邪も引かなかったし、毎年冬になると何度も内科に行くのに、この冬は一度も病院に行っていません」とのこと。

「口内炎はどうですか」という私の問いにも、「あ、口内炎もできなくなりました。テープを使うと口内炎もできなくなるんですね。あのテープはずっと使っていますが、いろいろな効果があるんですね」と、患者さん本人がいちばん驚いていました。

鼻呼吸をすると、吸い込んだ空気は鼻で加湿され、湿った空気が気管を通って肺に入ります。気管の表面にある線毛は、体に入ってきたウイルス、細菌、異物などを体の外に押し出してくれるのですが、口呼吸が続くと、これがうまく働かなくなります。マウステープを使うことは、気管や肺などの呼吸器の働きを守ることにもつながるのです。

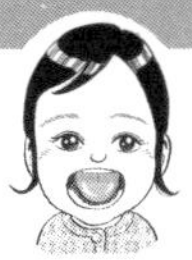

喉の奥のリンパの炎症が原因の掌蹠膿疱症

50代の女性の患者さんが、歯の治療のあとに「掌蹠膿疱症と診断され、皮膚科に通っているんですが、治らないんですよ」と赤くむけた手と足を見せてくれました。金属アレルギーが原因であるともいわれますが、歯の根にある慢性炎症（根尖病巣《こんせんびょうそう》）や喉の奥のリンパ組織が乾燥することで起こる扁桃病巣感染症が原因のことが多いのです。根尖病巣はなく、口呼吸だったので、昼間の舌の位置を低位舌にしないよう気をつけてもらい、夜はマウステープを使ってもらいました。始めて3か月で症状が軽くなり、10か月後には手と足の症状はほとんど出なくなりました（12ページ参照）。

歯のクリーニングで通院中の内科医の奥様（50代）は、16年ほど前から手に水疱ができるようになり、掌蹠膿疱症と診断されていました。皮膚科で調べたところ、亜鉛の金属アレルギーがあり、それが掌蹠膿疱症の原因だろうといわれ、ぬり薬をもらっていましたが、水疱は繰り返しできていたようです。

この方にも口呼吸対策でマウステープを使っていただいたところ、10か月ほどで手の症状は改善しました。

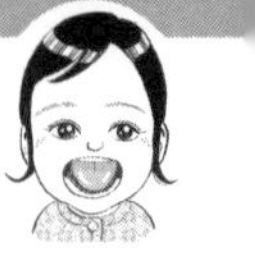

血圧や脈拍が安定して安眠できる

私の歯科医院に、毎年秋から冬になると体調を崩し、血圧も上がるため、漢方薬を飲んでいた70代の女性の患者さんがいました。寝ているときに口呼吸やいびきがあると、慢性的に酸素が足りない状態が続き、血圧や脈拍などの循環器系に影響を及ぼします。この方も口呼吸だったので、マウステープを使ってもらったところ、秋になっても体調を崩すことがなくなり、血圧も安定し、漢方薬も必要なくなりました。「とても体調がよくなって『最近、スリムになったね』といわれるの」。いびきや口呼吸があると、肥満傾向になることがあります。思わぬ効果に患者さんも喜んでくださっています。

また睡眠時無呼吸症候群があり、朝起きても体がだるく、仕事を休みがちだった60代の男性は、血圧が高く、脈拍は毎分１１０回という頻脈でした。皮膚には乾癬が出ていて、憔悴《しょうすい》した様子でした。歯周病があったので、症状安定のためにマウステープをお使いいただいたところ、３か月後に来院したときには別人のように生き生きとされ、乾癬も消えていました。「夜しっかり眠れるようになり、朝起きても辛くない。血圧も安定。脈拍は70になり、循環器内科の主治医がとても驚いていた」とのことでした。

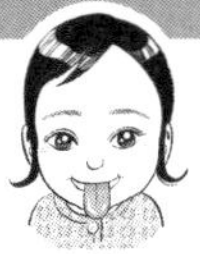

不整脈や動悸などの循環器症状が安定

歯のクリーニングに来た70代の女性の患者さんは、「一昨年から動悸がして何度も病院にかかり、不整脈といわれていた。薬をもらっていたが、不整脈は出ていて『年のせいだから』といわれていた。それが去年はほとんど不整脈が出ず、病院にも行かなかった」と話してくれました。この方は歯周病で口呼吸だったので、去年からマウステープを使ってもらいました。鼻呼吸をすることで、酸素が十分に体に入り、循環器症状が安定したのです。

歯周病の治療をしていた70代の男性は、スポーツ心臓による徐脈と不整脈、糖尿病がありました。徐脈は正常より脈拍数が少ないため、日常生活や運動に必要な酸素を体中に行き渡らせることができず、めまいや息切れを起こすことがあります。歯周病の悪化予防（糖尿病の予防にもつながります）のためにマウステープを就寝時に使ってもらったところ、歯肉の状態が安定しただけでなく、不整脈も感じなくなったそうです。口呼吸だと、いびきや睡眠時無呼吸症候群になっていることがあり、慢性的な低酸素状態が循環器系の症状を起こすので、マウステープで脈拍が安定する方もいるのです。

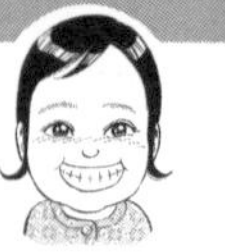

歯周病がリウマチを悪化させていた！

リウマチで手足にひどい痛みがあり、手首の可動域も狭く、フライパンや包丁も持てなかったHさん（50代女性）は、毎朝起き上がることさえ辛いという日々を送っていました。みらいクリニックでの初診の印象は、とにかく体を酷使しすぎていること。フルタイムの仕事と家事を完璧にこなし、睡眠時間は平均2時間。食事も不規則で、甘い物好き。これでは交感神経が過剰に働いて免疫力が下がるのも当然です。まずは処方されていた薬をやめて、マウステープとあいうべ体操を行ってもらいました。

しかし最初は、なかなか効果が出ませんでした。Hさんには歯周病があったのです。歯周病はリウマチを悪化させることが知られている「慢性炎症」です。歯の治療を行ったところ、Hさんの症状は劇的に好転しました。関節の痛みがほとんどなくなり、炎症反応を示す値や白血球数も減少しました。口呼吸があると、喉の奥に扁桃病巣感染症が起こり、これもリウマチを悪化させることが知られています。Hさんは、その後も歯周病と扁桃病巣感染症の予防のためにマウステープとあいうべ体操を欠かしていないということです。

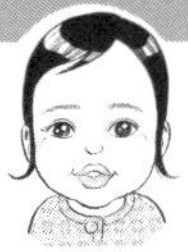

お腹の不調を繰り返す過敏性腸症候群

過敏性腸症候群は、腸に問題がないのに、下痢や便秘を繰り返す病気です。外出を控えたり、電車に乗っても駅ごとに降りてトイレに行ったり、なかには学校に通えなくなるなど、日常生活に支障をきたしている方も多いようです。

50代の女性の患者さんは口呼吸があったので、マウステープを使ってもらっていました。使い始めて2か月ほどたった頃、「先生、私、あのテープを使うようになってからお腹の調子がよくなったんです」といわれました。実は1年前からお腹の不調が続き、過敏性腸症候群と診断されていたそうです。薬を飲んでも症状は変わらず、「生活習慣やストレスに気をつけてください」といわれていたそうです。それが寝るときにマウステープを使うようになって、たった2か月でお腹の調子が正常に戻ったのです。

また30代の女性は、口呼吸対策でマウステープを始めて3か月ほどで、口の乾きが改善しただけでなく、過敏性腸症候群によるお腹の不調も出なくなりました。鼻呼吸は副交感神経のバランスを整え、腸の不調を改善します。また口呼吸をすると口内細菌のバランスが崩れ、その結果、腸に症状が出ることもわかってきています。

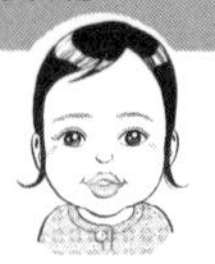

虫歯のような痛みを起こした蓄膿症

長年続く副鼻腔（鼻のまわりにある骨の空洞）の炎症を慢性副鼻腔炎（蓄膿症）といい、黄色いにおいのある鼻水が出たり、目の下の頬を押すと痛みを感じる方がいます。また副鼻腔に急性炎症が起こると、上顎の奥歯が浮いて、まるで虫歯のような痛みが出ることもあります。歯が原因だと診断されて神経を抜いたり抜歯を受けている方もいますが、副鼻腔の炎症が治まると歯の痛みも改善します。蓄膿症があると鼻が詰まりやすく、口呼吸をしがちになりますが、マウステープを使うと鼻から副鼻腔に空気が入り、炎症が安定し、歯の痛みがなくなることはよくあるのです。

風邪を引くたび、上顎の奥歯が浮いて痛みが出ていた20代男性のMさんは、歯の神経を抜く治療を受けましたが、その後も風邪のたびに歯の痛みが出たそうです。口呼吸対策に、マウステープを使ってもらったところ、上顎洞の炎症は安定し、歯も浮かなくなりました。

夜、仰向けに寝ると「喉の奥に膿《うみ》が流れ込んでくる（後鼻漏）のがわかる」という口呼吸のあったHさん（70代女性）は、マウステープを使い始めて4日目に、喉の奥にたくさんの鼻水が流れ出てからは、鼻が通り、後鼻漏を感じることもなくなったそうです。

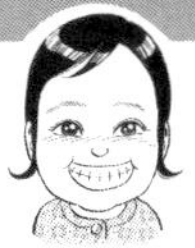

口呼吸は心に与える影響も大きい

めまいとふらつき、さらに全身の倦怠感、不眠に頭痛に腰痛とさまざまな症状に20年以上にわたり悩まされていた36歳の男性がみらいクリニックを受診してきました。さまざまな診療科で検査しましたが、異常が見つかりません。最終的に紹介された心療内科では、うつ病と診断され、投薬治療を受けることになりました。ところが1年経っても症状が軽快する気配がありません。

長年の症状に苦しんだこともあるのでしょうか、うつむき加減で両肩も下がり、話す言葉にも力がありません。うつ病と診断されるのもやむなしといった姿勢です。口はポカンと開き気味で、舌圧を測定すると20・０ｋＰａしかありません（正常値は35・０ｋＰａ以上）。これでは口を閉じる力もなく慢性的口呼吸状態を生じてしまいます。

さっそく、あいうべ体操、そして就寝時のマウステープを指導しました。やはり若さもあるのでしょう、1か月後には舌圧が35・６ｋＰａにまで上昇し、抗うつ薬を半分の量にすることができました。睡眠の満足度も上がりました。そして5か月後にはめまいやふらつき、倦怠感も改善し、抗うつ薬も睡眠薬も中止することができました。

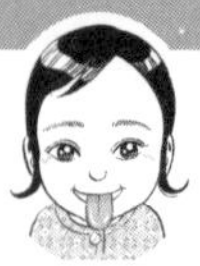

口呼吸はわざわいのもと、ウイルス感染のもと

マウステープを使うことで「風邪やインフルエンザにかからなくなった」という方が大勢います。鼻呼吸には異物やウイルスをシャットアウトする仕組みがあり、湿度に弱いウイルスは奥までたどり着くことができません。喉や気管の表面にある線毛は、体から異物を押し出す働きをしていますが、口呼吸だと、粘膜の表面が乾燥して線毛の働きが弱まります。

また口呼吸をすると口の中の細菌が増え、細菌が出すプロテアーゼという成分がウイルス感染を起こしやすくすることがわかってきています。新型コロナウイルスはインフルエンザと同じような仕組みで細胞に付着するため、適切な口腔ケアを行い、口腔内の細菌を増やさないことが感染予防に有効だといえます。またマスクをつけて口呼吸をしていると、口からウイルスを吸い込んでしまいます。

口呼吸から鼻呼吸に変えるために「あいうべ体操」を行い、マスクをつけても鼻呼吸を意識してみてください。就寝時のマウステープは粘膜を保護するためにも有効です。

参考文献・論文等

ノーズクリップで鼻呼吸を止めて、口の中のｐＨを測った研究

J. E. Choi, et al. Intraoral pH and temperature during sleep with and without mouth breathing Journal of Oral Rehabilitation. 43(5):356-363,2015

睡眠時無呼吸症候群・呼吸関連

① Stephen Tregear, et al. Obstructive Sleep Apnea and Risk of Motor Vehicle Crash: Systematic Review and Meta-Analysis J Clin Sleep Med. 5(6):573-581,2009
② Soo Kweon Koo, et al. Effect of mouth closure on upper airway obstruction in patients with obstructive sleep apnoea exhibiting mouth breathing: a drug-induced sleep endoscopy study European Archives of Oto-Rhino-Laryngology. 277(6):1823-1828,2020
③ 睡眠時無呼吸症候群と循環器病—そのいびきが危ない！　国立循環器病研究センター
④ Mary Grace Umlauf, et al. Sleep disordered breathing and nocturnal polyuria: nocturia and enuresis　Sleep Med Rev.7(5):403-411,2003
⑤ Alexander Egeberg, et al. Psoriasis and Sleep Apnea: A Danish Nationwide Cohort Study J Clin Sleep Med. 12(5):663-671,2016

ジョージ・カトリンの書籍

Shut Your Mouth And Save Your Life (1870), George Catlin, Kessinger Publishing

新潟大学の「口ぽかんの調査」

Yukiko Nogami, et al. Prevalence of an incompetent lip seal during growth periods throughout Japan: a large-scale, survey-based, cross-sectional study Environ Health Prev Med. 26(1):11. 2021

口呼吸とアトピー性皮膚炎の関連

Harutaka Yamaguchi, et al. Association between Mouth Breathing and Atopic Dermatitis in Japanese Children 2-6 years Old: A Population-Based Cross-Sectional Study　PLoS One. 2015

口呼吸と喘息の関連

① Y Izuhara, et al. Mouth breathing, another risk factor for asthma: the Nagahama Study Allergy.71(7):1031-1036. 2016
② Brenda Carla Lima Araújo, et al. Association Between Mouth Breathing and Asthma: a Systematic Review and Meta-analysis　Curr Allergy Asthma Rep.20(7):24. 2020

呼吸関連

『口腔と全身のミッシングリンクを探して』今井一彰著　不知火書房
『口呼吸をやめて万病を治す！』今井一彰監修　宝島社
『口を閉じれば病気にならない』今井一彰・岡崎好秀著　家の光協会
『鼻呼吸なら薬はいらない』今井一彰著　新潮社

マウステーピング関連

① Habitual Mouth-Breathing: Its Causes, Effects, And Treatment　Clinton Wagner　1881
② M. Massler, et al. Mouth breathing. Ⅱ. Diagnosis and treatment JADA. 46(6): 658-671,1953
③ 石川 純：鼻呼吸と口呼吸．北海道歯誌，4:1~8, 1983
④『トップアスリートが実践 人生が変わる最高の呼吸法』パトリック・マキューン　かんき出版　2017

息育指導士インフォメーション

全国の息育指導士の一部を紹介します。

息育指導士養成コース
あいうべ協会

あいうべ協会　Zen Place
〒150-0012　東京都渋谷区広尾 3-12-36　ワイマッツ広尾４F
☎ 03-6409-6500　https://www.aiube.jp/
誰でも簡単にどこでも出来る「あいうべ体操」の普及と、正しい鼻呼吸の指導ができる息育指導士の養成を行っております。

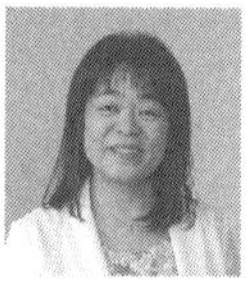

なかじま歯科医院　中島　潤子
〒399-7402　長野県松本市会田 668-1
☎ 0263-64-1182　naka.aloha.dc@gmail.com
日々の歯科診療に「口呼吸対策のノウハウ」を取り入れて成果をあげ、多くの患者さんから喜ばれています。

熊谷歯科医院　熊谷　拓
〒030-0812　青森県青森市堤町 2-21-1
☎ 017-734-0686　kumasan214@gmail.com
寝たきり予防として３Ｓ（息育・食育・足育）に取り組んでいます。

コープ歯科クリニック / 北海道健康スポーツ歯学研究所　白石　典史
〒061-3213　北海道石狩市花川北３条 3-9-2　コープさっぽろいしかり店2F
☎ 0133-72-1182
日本スポーツ歯科医学会の認定医（院長）が、子どもからトップアスリートまで幅広くサポートいたします。

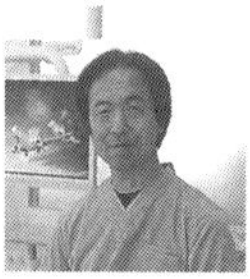

たかはし歯科クリニック　高橋　一臣
〒014-0805　秋田県大仙市高梨田茂木 84
☎ 0187-62-6800　dental-office-t.com
お口の健康づくりを起点にして、ならずに済む病気、不調からお体を守るお手伝いが出来ますように努めております。

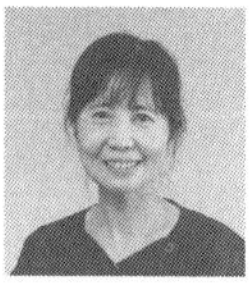

ひがしとおり歯科医院　山本　真弓
〒010-0003　秋田県秋田市東通 3-10-15
☎ 018-831-8867　http://www.hahappy.com/
アットホームな歯科医院をめざしています。鼻呼吸の大切さをお伝えしていきたいです。

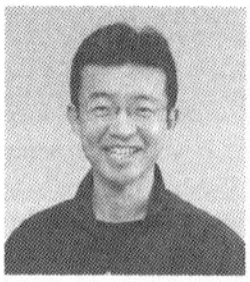

山本歯科医院　山本　高敬
〒014-0311　秋田県仙北市角館町田町上丁 50-2
☎ 0187-53-2058　http://www.yama-dent.jp/
大正 10 年開院、100 周年をむかえました。子供から高齢者まで全員にあいうべ体操をお勧めしています。

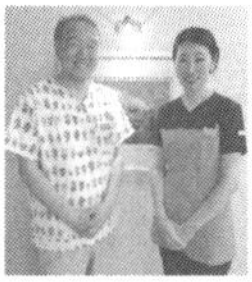

医療法人社団明生会西村歯科医院　**西村　享・田村　綾香**
〒 367-0243　埼玉県児玉郡神川町熊野堂 73-4
☎ 0495-77-0648　http://www.2525meiseikai.com/
健康な口腔機能維持、向上の為の MFT・あいうべ体操指導、息育講座。小児歯科専門医・矯正歯科認定医在籍。

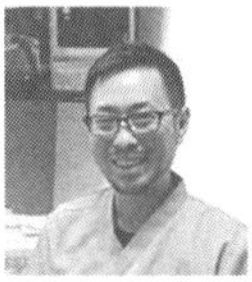

下総中山アール歯科　**若林　孝宏**
〒 272-0015　千葉県市川市鬼高 3-27-1
☎ 047-321-4118
来院患者様だけではなく、小学校医として年に２回地域のお子様、教職員の方々にも息育指導をしています。

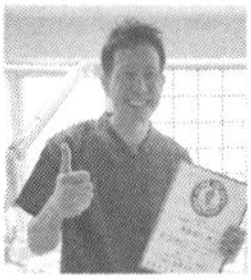

医療法人社団崇京会スヴァラ歯科　**堀部　崇大**
〒 177-0041　東京都練馬区石神井町 7-7-15
☎ 03-3997-6875　https://www.suvara.or.jp/
「健口から健康、そして健幸へ」をペップトークで実践し、診療だけでなく保育園や行政、企業で研修講演活動中。

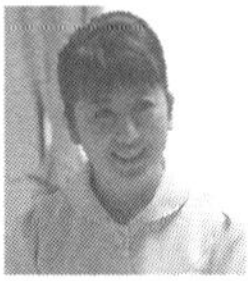

鎌倉よしみ鍼灸院　**小田　良実**
〒 248-0005　神奈川県鎌倉市雪ノ下 3-1-32-201
☎ 0467-95-9871　http://www.yoshimi-shinkyu.com/
【身体のお悩み相談所】息育指導と東洋医学を併せて、自然治癒力を高めるお手伝いをしています。なお、出講も行っています。

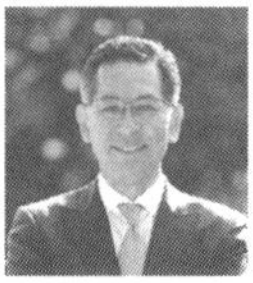

野玉歯科医院　**野玉　智弘・野玉　真紀**
〒 520-0851　滋賀県大津市唐橋町 6-8
☎ 077-534-2240　https://www.nodama.com/
日本予防歯科学会理事長。口腔衛生と息育で健康を導き子供には健康な歯列と顔貌へ繋がる口腔育成に取り組む。

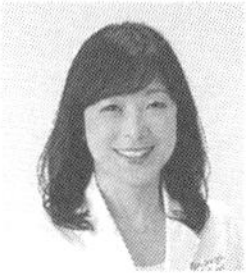

きょうこ歯科・矯正歯科　**松井　恭子**
〒 606-0044　京都府京都市左京区上高野仲町 9
☎ 075-706-8844　https://www.kyoko-dental-office.com/
歯科矯正治療に息育を取り入れたり、お子様の治療には口を健やかに育てる口育を行っております。

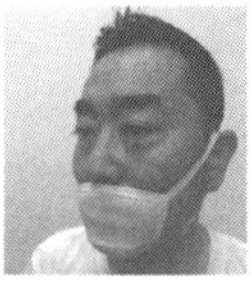

株式会社タチバナ【大阪】**寺世　武嗣・佐々木　裕二**
〒 541-0056　大阪府大阪市中央区久太郎町 1-9-29　東本町ビル 503 号
☎ 06-4963-2801　https://tachibana-nodoraku.com/
未来の健康を考える㈱タチバナは、柔道整復師の国家資格を有する佐々木を中心として講演、息育活動を行っています。

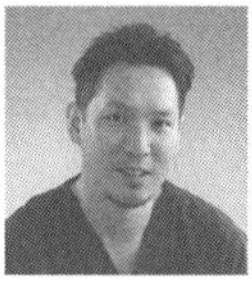

まつやま歯科医院　**松山　繁樹**（副院長）
〒 720-0052　広島県福山市東町 2-2-5
☎ 084-923-1983　http://www.matsuyamashika.net/
歯科用顕微鏡による拡大下での治療を行い、歯の保存に尽力。あいうべ体操を含め、セルフケアの指導も。

のうみ歯科・キッズデンタルクリニック　**能美　誠**
〒 754-0012　山口県山口市小郡船倉町 1-18
☎ 083-976-8183　https://www.noumi-dental.jp/
子どもたちのお口や歯をきっかけに保護者や子どもたちに息育など成長に関わるセミナーやトレーニングをしています。

息育指導士名簿（氏名／所属／所在地／電話番号ほか）

河野　通史　河野歯科医院　北海道旭川市永山３条 15-1-2　☎ 0166-47-0606
竹田久美子　北海道旭川市
山口　成子　オフィススウィング
北海道札幌市中央区北７条西 24-2-1-303　☎ 011-631-5016
長塚　健太　株式会社中央薬局　旭川中央薬局
北海道旭川市金星町 1-2-17　☎ 0166-29-7770
大友　聡之　大友歯科医院　青森県十和田市稲生町 20-34　☎ 0176-25-6000
横山　大輔　アスター治療院　宮城県仙台市泉区西中山 1-25-20　☎ 090-7663-9869
石田　雄一　鴻斗歯科医院　秋田県横手市増田町増田字七日町 128　☎ 0182-45-3140
檜崎　慶二　医療法人社団慶仁会うつぎざき歯科医院　茨城県水戸市大塚町 1863-29　☎ 029-255-1793
田島　　卓　たじま歯科クリニック　群馬県伊勢崎市連取町 3081-1　☎ 0270-22-2013
松尾　初美　群馬中央医療生活協同組合大泉千代田支部
群馬県邑楽郡大泉町吉田 2356-74　☎ 070-4194-1853
内村　裕香　内村歯科医院　埼玉県蓮田市井沼 843-7　☎ 048-766-9046
尾崎真由美　地域サークル Bepositive　埼玉県
星加美恵子　埼玉県新座市
角田　裕行　はぐみの杜デンタルクリニック　千葉県八千代市緑ヶ丘西 3-8-10　☎ 047-409-8708
角田麻衣子　はぐみの杜デンタルクリニック　千葉県八千代市緑ヶ丘西 3-8-10　☎ 047-409-8708
髙山　由衣　医療法人社団 TDC 会 てらだデンタルクリニック
千葉県柏市松葉町 2-15-2　☎ 04-7136-8846
植木　弘子　わらび歯科医院　千葉県四街道市美しが丘 3-7-1　☎ 043-433-2066
石丸　広子　アロマルーム KANON　東京都府中市清水が丘 3-2-11　☎ 090-3909-0050
上田　裕大　ひばりデンタルケアクリニック　東京都東久留米市南沢 5-2-1-1F　☎ 042-452-7003
大泉　自世　東京都新宿区西早稲田２丁目　☎ 090-8349-3974
岡本美世子　岡本歯科医院　東京都狛江市東和泉 3-3-15 エルマビル 2F　☎ 03-5497-1747
鞠村　奈緒　元宝塚歌劇団　東京都新宿区中落合 3-24-14
成田みどり　ナリタデンタルクリニック
東京都世田谷区上北沢 4-14-7 片野ビル 2F　☎ 03-3304-8700
臼井　教子　公立小学校勤務　東京都八王子市東浅川町 688-1-120　☎ 090-6920-7770
石田　惠子　Mauhana　東京都港区南青山 2-2-15 ウィン青山 942　☎ 070-4402-5860
田中　裕子　牧田総合病院　東京都大田区西蒲田 8-20-1　☎ 03-6428-7648
杉村　和昭　すぎむら小児歯科クリニック　神奈川県平塚市平塚 3-10-19　☎ 0463-33-8416
小林　　力　医療法人輝力会まいか歯科医院　神奈川県平塚市田村 2-11-18 1F　☎ 0463-51-2080
鈴木　香織　呼吸と身体を整えるセルフケア教室　Happy Life Balance
神奈川県相模原市中央区　kao.obs21@gmail.com
倉田　一正　青葉歯科医院　神奈川県横浜市青葉区青葉台 1-6-13-4F　☎ 045-984-0118
松田　　望　神奈川県　☎ 090-9438-7849
小山田有貴子　神奈川県横浜市金沢区
高根美沙子　kao-mstyle（カオ - エムスタイル）　神奈川県横浜市　https://kao-mstyle.com
阿部　一雄　阿部歯科医院　富山県高岡市小馬出町 16　☎ 0766-25-6488
高月　　愛　薬剤師　富山県富山市
内山　盛嗣　うちやま歯科クリニック　福井県福井市円山 1-106　☎ 0776-97-5011
藤田　芳実　でぐち歯科クリニック　歯科衛生士　福井県鯖江市神明町 1-502-2　☎ 0778-43-5346
川添　貴子　AKAHAI Hawaiian Lomi Lomi　岐阜県大垣市楽田町 7-6-8　☎ 090-3967-2765
柴山　裕樹　しばやま歯科クリニック　愛知県豊橋市池見町 67　☎ 0532-69-3770
甘粕　洋一　医療法人あまかす歯科　愛知県常滑市長間 2-1　☎ 0569-35-0464
小島　功嗣　こじ矯正・こども歯科クリニック
愛知県一宮市栄 3-2-11　丸金ビル１F　☎ 0586-25-8993

山本　洋平　山本歯科クリニック　愛知県豊川市諏訪 4-176　☎ 0533-86-3341
岩瀬　明来　山本歯科クリニック　愛知県豊川市諏訪 4-176　☎ 0533-86-3341
巽　継一郎　たつみ歯科医院　大阪府大阪市旭区新森 3-10-20　☎ 06-6953-8000
中村　まり　医療法人 中村歯科医院　大阪府吹田市津雲台 1-1-2-110　☎ 06-6836-6480
細川　　瞳　株式会社メディカルライン　大阪府大阪市西淀川区姫里 3-3-2　☎ 06-6770-9796
笹倉　弥生　自営介護タクシー猫の手　兵庫県丹波市山南町奥 164-1　☎ 080-5701-0299
北冨みゆき　食育 Salon SAIL　兵庫県神戸市北区松が枝町 1 丁目　☎ 090-2825-3136
山中　　隆　山中歯科医院　兵庫県加古川市加古川町美乃利 470-2　☎ 079-451-8148
河原　伸明　河原歯科医院　兵庫県豊岡市城崎町桃島 1292-6　☎ 0796-32-2247
染田ゆかり　和光会まほろば　奈良県天理市　uwahaha3505yuuyuu.no1@gmail.com
山門　千晃　ちあき歯科　和歌山県東牟婁郡那智勝浦町天満 1595-15　☎ 0735-52-3939
清水佐知子　高木歯科医院　島根県松江市東出雲町揖屋 1228-3　☎ 0852-52-2220
多田　　聡　くるみ歯科医院　島根県松江市西尾町 1-11　☎ 0852-61-6263
瀧　　幸郎　医療法人滝歯科医院　岡山県岡山市北区広瀬町 2-31　☎ 086-222-0045
越宗紳二郎　こしむねファミリー歯科医院　岡山県赤磐市五日市 107-1　☎ 086-955-6480
白髭　智子　岡山県岡山市中区原尾島 3-8-52　☎ 086-206-5588
高田　朱美　橋本歯科医院　岡山県岡山市中区倉富 223-10　☎ 086-274-2744
中川優里奈　亀宝歯科医院　広島県広島市安佐南区祇園 2-31-16-1　☎ 082-555-5577
矢中　吏美　ヨガスペース Shanti +jam（シャンティ ジャム）
広島県東広島市西条町田口 850　☎ 090-2352-4803
山本めぐみ　保育士　山口県光市光井　☎ 090-3748-7037
中元　幸美　足育・ウォーキングスタジオ　「足歩（sokuho）」
山口県岩国市麻里布町 4-7-4　3 F　☎ 090-4576-2242
宇佐川伸恵　公立中学校養護教諭　山口県萩市　☎ 0838-26-1033
蟹谷　容子　医療法人かにたに歯科　高知県南国市大埇甲 765-1　☎ 088-878-2677
橋本　有子　高知県
三木　里花　セルフケアのぶたねこ堂　福岡県福岡市西区　☎ 090-3418-4930
水野　和美・水野　恭伸　丸一薬局　長崎県長崎市浜口町 10-15　☎ 095-844-1825
大仁田亜紀　医療法人社団兼愛会前田医院皮膚科医師
長崎県島原市新田町 587-2　☎ 0957-62-2188
針宮（川村）絵梨　かたしま整骨院　大分県大分市片島 1-5-2　コスモハイツ α 2-101　☎ 097-578-7121
坂田　輝之　医療法人輝成会坂田歯科医院　熊本県荒尾市荒尾 2000　☎ 0968-62-2000
寺原　　章　有限会社竹内酒店　鹿児島県伊佐市大口上町 12-10　☎ 090-8625-5288
橋本　峻行　Zen Shiatsu Taka
9 The Nook Algies Bay, Warkworh Auckland, New Zealand 〒 0920　☎ 00642108329635
森本　美穂　Instagram「病巣疾患 患者の広場」YouTube「leaves channel」

取材協力

株式会社タチバナ【大阪】
〒 541-0056　大阪府大阪市中央区久太郎町 1-9-29　東本町ビル 503 号
☎ 06-4963-2801　https://tachibana-nodoraku.com/

株式会社ルピナス
〒 728-0017　広島県三次市南畑敷町 647 番地　☎ 0824-62-0384

AdaBio（アダバイオ）株式会社
〒 370-0883　群馬県高崎市剣崎町 21-2　☎ 027-343-8601

●著者紹介
今井一彰（内科医）
鹿児島県出身。平成7年、山口大学医学部卒業。同大学救急医学講座入局。福岡徳洲会病院麻酔科、飯塚病院漢方診療科医長、山口大学総合診療部助手などを経て、平成18年みらいクリニックを開業。日本東洋医学会認定漢方専門医、認定NPO法人日本病巣疾患研究会副理事長、日本加圧医療学会理事。息育指導士を養成する講座を主催している。著書：『免疫を高めて病気を治す　口の体操「あいうべ」』（マキノ出版）、『足腰が20歳若返る　足指のばし』（かんき出版）ほか多数。

中島潤子（歯科医）
長野県出身。昭和62年、松本歯科大学卒業。同大学口腔外科学第一講座入局。陸上自衛隊歯科医官（3等陸佐）を経て、平成15年なかじま歯科医院を開業。歯学博士、経営学修士（MBA、マサチューセッツ州立大学）、ケアマネジャー。息育指導士。日本法歯科医学会評議員。著書：『女性歯科医師29人の診療と横顔』（日本歯科新聞社、同社編・共著）

●編集協力
企画編集／細流舎・あすなろ編集室
デザイン／㈲丸屋
イラスト／魚戸おさむ

世界一簡単な驚きの健康法
マウステーピング

2021年8月25日　第1刷発行
2021年9月30日　第3刷発行

編　者　あいうべ協会
著　者　今井一彰　中島潤子
発行人　見城　徹
編集人　森下康樹
発行所　株式会社 幻冬舎
〒151-0051 東京都渋谷区千駄ヶ谷4-9-7
電話　03(5411)6211(編集)
03(5411)6222(営業)
振替　00120-8-767643
印刷・製本所　中央精版印刷株式会社
検印廃止

ISBN978-4-344-03837-0　C0095
幻冬舎ホームページアドレス　https://www.gentosha.co.jp/

この本に関するご意見・ご感想をメールでお寄せいただく場合は、comment@gentosha.co.jpまで。